伤寒十二经针脉辨

伤寒足臂十一经针脉辨

甄望智 ◎ 编著

甄　田 ◎ 编写秘书

西北大学出版社
·西安·

图书在版编目(CIP)数据

伤寒十二经针脉辨 / 甄望智编著. 一西安：西北大学
出版社，2023.4
ISBN 978 - 7 - 5604 - 5110 - 7

Ⅰ．①伤…　Ⅱ．①甄…　Ⅲ．①《伤寒论》—针灸疗法
Ⅳ．①R222.2 ②R245

中国国家版本馆 CIP 数据核字(2023)第 048639 号

伤寒十二经针脉辨

SHANGHAN SHIERJING ZHENMAI BIAN

编　　著	甄望智
出版发行	西北大学出版社
地　　址	西安市太白北路 229 号
邮　　编	710069
电　　话	029 - 88302590
网　　址	http：//nwupress. nwu. edu. cn
电子邮箱	xdpress@ nwu. edu. cn
经　　销	新华书店
印　　装	陕西隆昌印刷有限公司
开　　本	720mm×1020mm　1/16
印　　张	13.75
字　　数	205 千字
版　　次	2023 年 4 月第 1 版　2023 年 4 月第 1 次印刷
书　　号	ISBN 978 - 7 - 5604 - 5110 - 7
定　　价	188.00 元

本版图书如有印装质量问题，请拨打 029 - 88302966 予以调换。

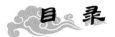

目 录

上篇 概 述

第一章　大五行图简述 …………………………………………（ 3 ）

第二章　学术分析 ………………………………………………（ 18 ）

第三章　含义和概念 ……………………………………………（ 21 ）

下篇 详 解

第一章　太阳病 …………………………………………………（ 31 ）

　第一节　太阳病纲要 …………………………………………（ 31 ）

　第二节　太阳病本证（太阳经证） …………………………（ 35 ）

　第三节　太阳病兼变证 ………………………………………（ 58 ）

　第四节　太阳病类似证 ………………………………………（ 103 ）

　第五节　太阳并病及其他 ……………………………………（ 104 ）

　◎小结 …………………………………………………………（ 110 ）

第二章　阳明病 …………………………………………………（ 112 ）

　第一节　阳明病纲要 …………………………………………（ 112 ）

　第二节　阳明病本证 …………………………………………（ 116 ）

　第三节　足阳明兼变证 ………………………………………（ 126 ）

　第四节　手阳明实证 …………………………………………（ 132 ）

第五节　阳明重证 ………………………………………（146）

第六节　阳明病自解与欲愈候 …………………………（149）

◎小结 ……………………………………………………（151）

第三章　少阳病 ……………………………………………（154）

第一节　辨少阳病脉证并治 ……………………………（154）

第二节　少阳病本证 ……………………………………（157）

第三节　少阳病兼变证 …………………………………（164）

第四节　少阳重证 ………………………………………（166）

◎小结 ……………………………………………………（171）

第四章　太阴病 ……………………………………………（174）

第一节　辨太阴病脉证并治 ……………………………（174）

第二节　手太阴本证 ……………………………………（176）

第三节　足太阴本证 ……………………………………（177）

◎小结 ……………………………………………………（180）

第五章　少阴病 ……………………………………………（182）

第一节　辨少阴病脉证并治 ……………………………（182）

第二节　足少阴本证 ……………………………………（185）

第三节　足少阴热化证 …………………………………（194）

第四节　手少阴热化证 …………………………………（196）

第五节　少阴急下证 ……………………………………（198）

第六节　少阴兼表证 ……………………………………（200）

第七节　少阴重证 ………………………………………（203）

第八节　少阴病治禁 ……………………………………（209）

◎小结 ……………………………………………………（209）

第六章　厥阴病——辨厥阴病脉证并治 ………………（211）

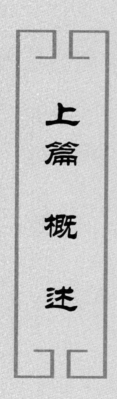

上篇 概述

第一章　大五行图简述

中华大五行图，古称先天五行图，又称先天无极图（简称无极图）。其源于"河图""洛书"，寓意于《易经》，生成于《黄帝内经》（简称《内经》），实践于《伤寒论》。

东汉魏伯阳，著《周易参同契》，借卦爻符号和象数组合，以天文、律历、图谶等术语做比喻，欲表达千言万语说不清道不明的《周易》之核心，所成的无极图即中华大五行图（图1-1）。

此后千年之间，无极图佚失，再无踪迹。

至北宋初，陈抟得无极图，并将其刻在了华山之巅，轰动一时。后无极图又突然消失，至今世人所见之无极图，或已非本来之面目。

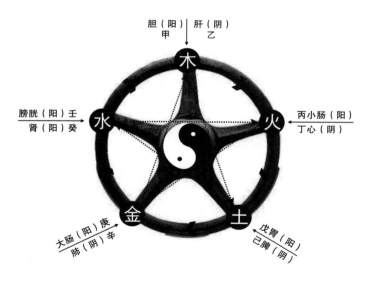

图1-1　中华大五行图（五行奇偶组合结构）

隋唐时期，医者甄权，得无极图，深得其中三昧，著《针经钞》《明堂图》等。安史之乱后，甄权后人避难于陕西麟游县九成宫一带，无极图则由甄权后人保存，经甄氏一脉口口相传，流传至今，成了《伤寒十二经针脉辨》(又称：伤寒足臂十一经针脉辨)的理论基础。

中华大五行学说，本源于"河图""洛书"，以其奇异无限的内涵，阐天地变化之妙，述万物生化之机。千百年来，它一直披着极其神秘的外衣，可谓中华民族文化之源的千古之谜。

笔者试图从奇偶互变关系方面，使原始的"中华大五行学说"恢复其基本的运动图式。

先哲借用卦爻符号和象数组合，对体现时间与空间，大系统与小系统，作用与反作用的统一及人体内部之"气"(能量流)运行轨迹所做的原始记录，正是大五行图所体现的"场"和"数"的关系。

恢复中华大五行的本来面目，也正是破译"河图""洛书"之谜的关键。这个关键也是开启"易学"之门的钥匙。

先哲们苦苦求索，虽未将中华大五行学说的原始面貌挖掘出来，但就在诸多领域中的应用来看，其已有迹可寻，曲径通幽。

先哲们所描述的卦爻与月象体现了阴阳奇偶互变的对称关系和数学的严密性，这种严密性使我们可以从"河图""洛书"中推衍出五行奇偶的最佳公式。恢复中华大五行之本来面目，实际上是对传统的五行学说以正名。这也就是再现古代朴素辩证法"二分法"在五行奇偶组合结构中的体现。

一、阴阳五行奇偶观念之本源

(一)本源的误区

阴阳五行的观念，在殷代卜辞中已有所萌芽，现存古代文献中最早出现的与五行有关的是《大禹谟》，但《大禹谟》是公认的伪书，不足以论远古。《尚书·甘誓》中也有一处提到五行。《尚书·洪范》则是详细论述五行的著作。但近人刘节在其《洪范疏证》中已考证，《洪范》出自战国末文人之笔。因此五行观念的起源，应比阴阳观念的发生更为复杂、错综。因此各朝各代对其起源的解释，大多带有一定神秘和迷信的色彩，如《洪范》的"天源说"，《左传》的"五材说""五方说"等。至今为止，仅从现有的古籍文献来查询，尚无可靠的证据证明西周以前已有五行观念。但从近代考古学研究证实，五行观念已有八千年可考证的历史。

（二）可以口诀，难以书传

大五行学说的失传与古代典籍的散失、古人口口相传，以及难以用纸笔在书上记载有着极大的关系。有些古籍因怕对德行浅薄、根器不深之人所承袭，故将假名易号，或文字颠倒来表述，将根本的要旨隐藏其中，《周易》就是其中之典范。但不管怎样，经典之作仍然在其神秘的宫殿大门上有意留下了孔窍，待智者留神审辨，以供后人开启。

太极八卦，"河图""洛书"符号——人类智慧的象征，曾作为人类第一次向太空联络的信号，一度被誉为地球文化的象征，其到底表示什么，至今仍是一个未解谜。

（三）大五行源流

大五行的本源，起于1977年阜阳县双古堆发掘的西汉汝阳侯墓，出土了文物"太乙九宫占盘"的"洛书"记载，以及1973年长沙马王堆出土的帛书《易经》六十四卦先天图排列，证实了《周易》图说在西汉初已完备，再则，"河图"起于《周易·系辞》，有"河出图，洛出书"之据。

记载"河图""洛书"最早的文献是《尚书·顾命》，其云："大玉、夷玉、天球、河图在东序"，即河图与大玉、天球（三种天体仪）同列于东序。河图在此经书中被记载为系一种龙马负图一样的玉仪，在周成王死时与大玉、天球，共陈列于东厢祭室。《汉书·五行志》亦曰："伏羲氏继天而王，受河图而画之，八卦是也。禹治洪水，赐洛书而陈之，洪范是也"。这就是说：八卦是阴阳演变的极则，《洪范》是五行生成的原始。

早在六千年前，"河图""洛书"就以其奇异的无限内涵，开凿了我炎黄祖先的智慧，从而创造出了震撼古今中外的伟大哲学著作——《易经》。自汉代以后"河图""洛书""先天图"等传统的图说早已佚失，后经道家珍藏密传，直到宋代才由华山道士陈抟公开于世。大五行图至唐朝由甄权所藏，甄权著作佚失后，由甄权后人，代代口传至今。

"河图""洛书"由白点和黑点构成，它们都是象、数、理三者的统一。用现代术语讲，每一个点都是一个哲学概念。白点，其象为阳，其数为一、三、五、七、九，其理刚健主动，有盛衰消长；黑点其象为阴，其数为二、四、六、八、十，其理为柔顺主静。黑、白点之间的关系，是一分为二，又是合二为一的，即阴阳互根，独阳不生，独阴不成，二者缺一不可，都是以对方的存在为变化的条件。传"河图""洛书"的生成数，象征五行，五行衍生万物。《尚书·洪范》中，"五行，一曰水，二曰火，三曰木，四曰金，五曰土"。

河洛的数字体系是相互关联的，"河图"总数为五十五，"洛书"总数为四十五，二数之和为一百。"河洛"皆以五数居中央，以奇数统偶数，以阳统阴，方圆相藏，奇偶相合。故有"'河图'以天地合五方，乃大衍之数，'洛书'以阴阳合五行，称生成数"之说。

汉代刘歆曰："河图、洛书相为经纬，八卦、九章相为表里。"

儒学者朱子曰："五行质具于地而气行于天，其实元初，只一太极，一分为二，二分为四，天得一个四，地得一个四，又各有一个五行行乎其中，便是两其五行而已。故'河图''洛书'具阴阳之象，分左右中前后以列五行生成之数焉。"

"河图"从天地阴阳十数化生五行，一水居北，二火在南，三木居东，四金在西，五土位中央，则可看出一年阴阳变化，由北而东，而中央，而西，而北，则成为"水生木，木生火，火生土，土生金，金生水"的最古老的五行规律（图1-2，图1-3）。

清代胡煦在《周易函书约存》中说："上古之五行，蕴其义于图书，中古之五行，寄其义于卦爻；后世之五行，乃别其义于干支……"简要地阐明了五行的历史发展规律。

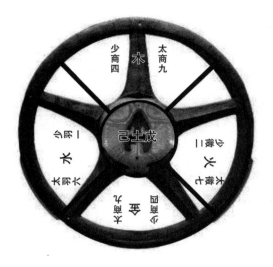

图1-2 五行生成数图

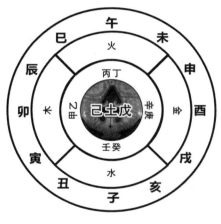

图1-3 干支五行图

二、《周易参同契》与大五行

汉代魏伯阳借《周易》卦爻、象数之象征符号，又以天文、律历、图谶等术语做比喻，其核心内容是以修炼内丹为宗旨，其要意是以阴阳五行的配合，进退变化，阐明修炼的功理及功法；借八卦纳甲之法、

7

十二月消息卦、日月晦明朔望作为周天进退之火候；用日月互用、水火合成、龙虎相须、阴阳制伏等各种隐语，欲表达神秘的大五行学说。

《周易参同契》认为，万物从表面上看，是在五行顺生中生长，其实万物在五行的反克中也起着主要的生化作用。故曰："五行错王，相据以生。"又用"火性销金，金伐木荣"的隐语提示了五行相克即是相合之义，克即克制、结合、制约之义；大凡克者，属阳，被克者，属阴。火克金，金克木，即火与金合，金与木合，性情相互制约又相从，从而达到了"金伐木荣"的作用。

据此，可类推出五行中其他属性相克相合的含义，即对立统一的基本法则。

《周易参同契》又用"父主禀与，母含滋液"来比喻相生相克，用父母、妻子、子女来说明五行逆克之理。古人曰：此为死中有生，害里藏恩，即父有克的功能，主阳，有赋予的能力；母有生的功能，主阴，有滋液的能力。

相克即相合，如同夫妻交感，是为生育之本，是阴阳的自然感应。因此，《周易参同契》一书中反复使用了"男女相须，雌雄错杂""雄不独处，雌不孤居"等语，以说明万物生机均在阴阳相交之处。语句中提示了五行中的阴阳奇偶组合的规律。而"龙呼于虎，虎吸龙精"等语则说明五行中之阴阳互为吞吐，互为根蒂。铅汞合并，内丹产生的五行中有阴中有阳，阳中有阴，阴阳互根的法则。

至此，似乎《周易参同契》已经准备将五行奇偶互变之谜解开，但又恐形诸文字不分贤愚滥传，传之泄漏天机，不传秘法即将绝灭，必受上天责罚。进退两难之际，只能大概将修炼真丹之纲领略做陈述，而又巧妙地加入了改错、选择等文字游戏，以图让愚者简单地说文解字，不甚明了，让智者举一反三，以达真谛。

如以下经文便可看出："丹砂木精，得金乃并，金水合处，木火为侣。"可解释为：金克木，即庚金之阳去和乙木之阴相合之意；金生水，即辛金之阴去生化壬癸之水；木生火，即乙肝之阴液生丙丁之火。

后又曰："龙阳数奇，虎阴数偶，肝青为父，肺白为母，肾黑为子，心赤为女……"多会让读者陷入分析、选择上的错误。

上古人称金水合并为虎，木火合并称龙，又有一说法，称"龙阳数奇，虎阴数偶"，阳数在卦爻中为奇，阴数在卦爻中为偶。因此，"肝青为父"一句，应译为"甲木为父"属阳，有制化功能；而乙木属阴，有生藏之功能。同一木之中，有阴阳属性，古人不明就里，始造成千古奇冤。

同理可证，"肺白为母"应译为辛金为母，属阴；"肾黑为子"应译为癸水为子女，其互为表里阴阳；"心赤为女"应译为丙丁火为子女，其互为表里阴阳。

最后，魏伯阳还恐后人不甚理解其意，故作"鼎器歌"，以炼丹的鼎器为喻，隐喻簇五行，合四象，阴阳互施的要旨。

原文："圆三五，寸一分，口四八，两寸唇，长尺二，厚薄均。"

析辨：鼎（头）圆，在上象天，配卦象为乾，鼎座（腹）在下象地，配卦象为坤。据"河图"之五行生成数来讲，北一水与南二火之生数相加为"三"。土居中宫其生数独占"五"，此为"圆三五"。又东方三木之生成数与南方二火之生成数合并为"五"，北一水之生数与西四金之生数相加为"五"。土自为"五数"，前边是以水、火、土之生数相加为"三五"。故曰"圆三五"。此句经文之意正是对《周易参同契》上篇第十一章中"子午数合三，戊己号称'五'"，及中篇七章中"三五与一，天地至精"，集五行，合四象，阴阳互根的要旨。由此可见，鼎器（大五行）形成后，不仅有其形，更重要的是将两仪、四象、五行、八卦（八方）、十二辰、二十八宿、周天三百六十度等要物包容于内。

"口四八"指鼎座口方形，为四正四隅（东、南、西、北为四正，东南、西南、东北、西北为四隅）。四正表示四象，以应四时，八方以示八卦，相应八节，故曰"口四八"。鼎与鼎座分"西"层定乾坤，分上下，以应南北极，如同人口分上、下两唇；人身有任督二脉，任脉属阴主降，督脉属阳主升，就由此唇之"人中"相接，因此说"两寸唇"。

两仪即分阴阳升降浮沉，由此而见。春夏为阳，从子至己为六阳进火之时；秋冬为阴，由午到亥，此六阴为退符之时。进火退符应十二月，分三百六十度，配十二时辰与十二律，故曰"长尺二"。

阳升阴降，阳杀阴藏，阳克阴生，阴阳二气往来，和缓自如，轻度得宜，平衡均匀，因此又说"厚薄匀"。

上述均形象地概括了鼎器（大五行）的神合凝，铅汞相构的妙理真谛。因此，魏伯阳又曰："还本原，途路远，复幽玄……乐道者，寻其根，审五行，定铢分。"其意为：只可深藏密守，不宜随意写成文字轻易外传。

三、"河图""洛书"奇偶之奇

（一）奇偶组合

古人曰："奇者，数之自行者也；偶者，数之并行者也，阴阳分别，即分于此。""河图"相合皆成奇数，"洛书"相对皆成偶数。

1701 年，德国的鲍威特送给著名哲学家、数学家莱布尼兹两张"易图"。莱布尼兹惊奇地从图中发现了从零到六十位的二进位数字。

阴阳的象数是 0 和 1，计算机是二进制，而二进位制就是 0 和 1。由于二进制这种算法和阴阳论的主体结构六十四卦的数学规律相同，这就启发了我们重新认识、分析古文明的意象图，以从中发现和分析出"河图""洛书"的阴阳奇偶关系。古代先哲总是以千言万语譬喻百端，皆以玄机隐秘，终不肯一语道破。其实，五行奇偶组合之秘，早已显示其端。"河图""洛书"已用密码明示了大五行图的原始结构。古人早已从"河图"之象中发现其中奇偶悉合，从"洛书"之象中推出奇偶亦分。二图中，阳奇而阴偶，奇者为阳，偶者为阴，奇者生，偶者成，而且奇偶各自相连。

"河图"中奇偶微盛，"洛书"中四正四隅，"河图"以五坐数统五成数，"洛书"以五奇数统四偶数。"河洛"二图，相互补充，互为经纬，因此，虽不言五行，五行之理自在其中。

"河图""洛书"的奇偶数字排列和日运周期相应，在方位和时间方面都与太阳视运动吻合，反映了日、月、地周期运转，四季更袭，阴阳消长及寒暑转换的时空意义。

(二)"五行学说"之奇偶组合历史观

古代医学家和方士们试图用数学的奇偶组合，来形容人体内部能量流的周期与五脏六腑之间的关系。金代张元素在《医学启源》中卷《内经》中说："肺生金……生我者为父母，我生者为子孙，克我者为鬼材，我克者为妻材……""假令木生火，木乃火之父母，火乃木之子孙。木克土之夫，土乃木之妻，余皆仿此。"张元素大胆地从阴阳二分法的角度出发，试图用夫妻子女关系来比喻五行中确有二分法存在于相生相克之中。

明代张介宾曰："一、二、三、四、五为五行生数之祖，先有生数而后有成数；乃成一阴一阳。生成之道，虽'河图'列五行之次序，而实为五行之阴阳。一、二、三、四、五、六、七、八、九、十是阴阳流行的次序，立十干、十二支以著日月之象，十干以应日，天之五行，十二支以应月，地之五行。所谓天地相邻，阴阳相合，而生成之道存乎其中。"《类经图翼》曰："天一生水，地六成之；地二生火，天七成之；天三生木，地八成之；地四生金，天九成之；天五生地，地十成之。"依此，我们再来看一看天干数与自然数的列式：

天干数：甲　乙　丙　丁　戊　己　庚　辛　壬　癸

自然数：一　二　三　四　五　六　七　八　九　十

西汉杨雄(或作扬雄)在《太玄经》中曰：

一与六共宗，二与七为朋，

三与八成友，四与九同道，

五与五相守。

这就是构成天干数与五行奇偶图的基本规律，古人善用隐语来比喻。可译为：一与六共宗，是一克六，甲与己合；二与七为朋，是二克七，乙与庚合；三与八成友，是三克八，丙与辛合；四与九同道，这是四克九，丁与壬合；五与五相守，是五克十，戊与癸合(注：本应五与十相守，如何言五呢？盖五与五即为十，太玄讲九数，故置十不言，且数止于九，至十则复为一，十为数之盈虚所在也)。

上述歌诀再配以五行，则成以下列式：

水——甲 己　　火——乙 庚　　木——丙 辛
　　一 六　　　　二 七　　　　三 八
金——丁 壬　　土——戊 癸
　　四 九　　　　五 十

这种五行形式就是最早的五行奇偶组合形式，体现了"河洛"、《周易》以象数论事的特点，以用于天象、气候、物候、病候的预测，集中反映了宇宙运动与静止的统一观，即运动中的平衡和平衡中的运动。

四、大五行再现

清代胡煦在《周易函书约存》中说："阴阳之义，出于奇偶，四象之义，定于五行，干支之中，各有五行。五行之中，各有阴阳，其或五或六者，犹之乎或四或五而已。知阳奇而阴偶，则十合之而奇，十二合之而偶矣。"

因此，大五行之密码，其实是可以用极其简单的列式排列出来的。古之哲人悟其者有之，笔者不过按图索骥而已。

干支是阴阳五行之象，是再生象，易言之阴阳五行是象的里层，干支是象的表层。各个干支所表象的阴阳五行殊不相同。

请看以下列式：

天干数：甲　乙　丙　丁　戊　己　庚　辛　壬　癸
自然数：一　二　三　四　五　六　七　八　九　十

《周易·系辞》以奇偶分天数、地数，属其中一、三、五、七、九，五个奇数为天数，属阳；二、四、六、八、十，五个偶数为地数，属阴。

已知：奇数为阳，偶数为阴，则天干数中的甲、丙、戊、庚、壬属阳；乙、丁、己、辛、癸属阴。

天干的天数、地数与五行相配，则成以下列式：

一 二　　　　三 四　　　　五 六
甲 乙——木　丙 丁——火　戊 己——土
七 八　　　　九 十

庚 辛——金　　壬 癸——水

分阴阳后，即成：甲木　一　属阳　乙木　二　属阴

丙火　三　属阳　丁火　四　属阴

戊土　五　属阳　己土　六　属阴

庚金　七　属阳　辛金　八　属阴

壬水　九　属阳　癸火　十　属阴

以中医学的脏象学说与五行奇偶相配，则成以下列式：

(木)甲胆属阳　　(火)丙小肠属阳　　(土)戊胃属阳

乙脾属阴　　　　丁肺属阴　　　　　己肝属阴

(金)庚大肠属阳　(水)壬膀胱属阳

辛肺属阴　　　　癸肾属阴

若以五行奇偶、天干地支演绎五运六气，则成以下列式：

天干化五行(大运)表：

甲　己　化　土　运

乙　庚　化　金　运

丙　辛　化　水　运

丁　壬　化　木　运

戊　癸　化　火　运

地支配六气(司天)表：

巳亥——风——厥阴风木

子午——热——少阴君火

寅申——火——少阳相火

丑未——湿——太阴湿土

卯酉——燥——阳明燥金

辰戌——寒——太阳寒水

地支配五行(岁会)表：

辰戌丑未——土

申酉——金

亥子——水

寅卯——木

巳午——火

五行阴阳奇偶组合简单归纳，则成以下列式：

木 { 一　阳　甲　　　少阳、胆、巽
　　 二　阴　乙　　　厥阴、肝、震

火 { 三　阳　丙　　　太阳、小肠、艮
　　 四　阴　丁　　　少阴、心、离

土 { 五　阳　戊　　　阳明、胃、艮
　　 六　阴　己　　　太阴、脾、坤

金 { 七　阳　庚　　　阳明、大肠、乾
　　 八　阴　辛　　　太阳、肺、兑

水 { 九　阳　壬　　　太阳、膀胱
　　 十　阴　癸　　　少阴、肾、坎

上表亦说明《内经》藏象之数与"河洛"、《周易》的胎源关系，干支既为阴阳五行之象，那么，五行的生、克、制、化便显现为干支的化、合、冲、刑、害了。

自然数一分为二，即是奇数和偶数、对立统一的阴阳互变关系，存在于五行之中，"河图"的五方及生成之数，也就是五行奇偶相生相克之数，古人用父母、子女、夫妻等关系来比喻五行间的相生相克奇偶组合关系。

大五行学说认为：奇数，只有相克的功能，克为制化，亦称相合；偶数，有生育的功能，而无相克之功。五行不克则不生，如有妻无夫，奇数相克的对象是偶数，这种关系，叫作夫妻相合关系。

偶数，既可生奇数，也可生偶数，这种关系，也叫作母与女子关系。

五行中的每一行，都有一奇一偶，又叫表里关系，即古人所称的兄妹关系。因此"阴生阳克"这一法则是为了说明大五行之间的象数奇偶互变关系。

古典医籍的"五行学说"中有"实则泻其子，虚则补其母"的法则。

"河图""洛书"所推衍出的大五行结构，从奇偶互变关系出发，运用"父母""子女""表里""夫妻"等术语，以明确区分脏腑阴阳之间的各自不同功能，在"二分法"的基础上，使用了这一法则。

把人体能量流产生和变化运行的轨迹，假五行学说这一理论，再现于中国中医学这一伟大宝库之内。这种严密的数学公式，就是"河洛脏腑位置学"和"河洛脏腑数字学"，在探索人体科学的奥秘中有着深远的意义。

从大五行图可以看出，奇数与偶数，脏与腑，反方向对立着，阴阳换位，相互对立，相互依存，相互平衡，相互联系（图1-4，图1-5）。

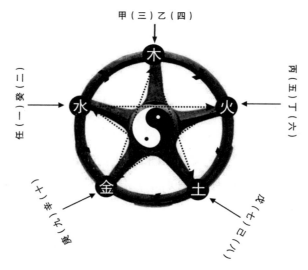

图1-4　五行天干奇偶图

自然平衡原理体现在了"五行奇偶组合结构"之中，它与"河图""洛书""八卦"同样：阴阳相交，点线相结，左右相应，表里相配，奇偶相随，阴阳升降，层次循环。

这就是五行学说的本来面貌——五行奇偶组合结构。

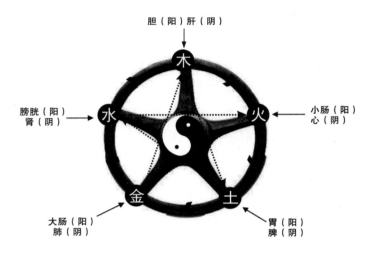

图1-5 脏腑五行图

五、分析

(一)五行之源

数字符号源于殷周时期,五行观念的发生,当早于战国中期,大多学者初步探讨了阴阳五行文化的来源,但对其起源都难以涉及。在古文献中去挖掘五行的真谛,特别是在儒家经典中去寻找阴阳五行的源头,或许是一条死径。

由于大量古籍佚失散乱,加之古人口口相传,秦汉之际又两度文史大浩劫,古代经典几乎荡然无存。加之古人特别是两汉之际儒生的蓄意窜乱,更是难找到真正五行学说的真实面目。

此后,经道家私藏保存,至宋代"河图""洛书""八卦""先天图"等传统佚失之图说才由华山道士陈抟推出,而大五行图,则由唐朝甄权后人密藏于今。

关于"河图""洛书"的来源,相传为"河图"龙马负图,"洛书"神龟背图,即远古时,伏羲氏据龙马蓝图来治理国家。实际上,"河图"是古人制作的龙马负河图状的玉石仪器,洛书则是神龟背洛书图的另一种玉石仪器。它们与大玉、夷玉、天球等天体仪共同使用,后几种仪器早已佚失，而"河洛"之图形，到宋代才重见天日。

（二）五行奇偶组合

五行奇偶组合规律之本源是"河图""洛书"的阴阳奇偶互变关系。这种互变关系，正是《周易参同契》所强调的"可以口诀，难以书传"的"真丹"。

宋代朱熹作《周易参同契考异》对此进行了说明："参，杂也；同，通也；契，合也。谓与《周易》理通而义合也。其书假借君臣，以彰内外，叙其离坎，直指汞铅，列以乾坤，奠量鼎器，明之父母，保从始终，合以夫妻，拘其交媾，譬诸男女，显以滋生，析以阴阳，导之反复，示之晦朔，通以降腾。配以卦爻，形于变化，随之手柄，取以周星，分从晨昏，昭诸列漏，莫不托《周易》象而论之……"

阴阳五行奇偶组合结构与《周易》"河图""洛书"同样，假借卦爻和象数符号，反映了日、月、地周期运转，四季更袭，阴阳消长，人体能量流的转换。阴阳五行奇偶组合结构是用数字表示的大五行图，它包括筮数、位数、时数。

奇偶组合结构其数字既象征着阴阳的次序，又包含着气数的盛衰。

因此，对中医学传统的五行理论必须重新估价，重新定位，重新正名，使五行学说恢复它本来的面目。

古人在天文、历法及堪舆学方面已使用了经过奇偶组合的五行学说，只不过没有使之系统化而已。中医学的基础理论是阴阳五行。几千年来，会使用五行奇偶组合结构者寥寥无几。由于古典医籍《内经》系统属于同构系统，吸收了《周易》的卦象类比方法，但其核心理论的佚失，不得不说是对中医整体观理论的一大缺憾。

中华大五行，中国的先哲们废寝忘食，终夕不寐地追求过，但遥望红楼，却很难接近，相当长的时期以来，这个谜还隐藏在民间的烟云缥缈之中。

本文历经三代人的努力，仅从奇偶组合方面，试图恢复五行学说的本来面目，允免有不少牵强与不足，有待志同者斧正完备。

第二章　学术分析

一、《伤寒十二经针脉辨》之歌诀

> 手足太阳两相容
> 胃与大肠是阳明
> 胆同三焦为少阳
> 肺脾共理太阴经
>
> 少阴心肾为水火
> 肝容厥阴心包朋
> 太阳蓄水知膀胱
> 血蓄小肠心不宁
>
> 胆与三焦分经治
> 热结腑实手阳明
> 太阴为虚在脾肺
> 少阴心肾存五行
>
> 最是厥阴藏玄机
> 寒热上下宜分清

二、理论基础

《伤寒十二经针脉辨》一书集《内经》《难经》《甲乙经》《伤寒经》之理论大成，洵千古之大著，扫千载之陋见。探其源，校其讹，终成《伤寒论》之姊妹篇。

文中引申了《伤寒论》的治疗法则及辨证理论，补充和完备了《伤寒论》未曾述及的针灸辨证治疗方论，并提出了伤寒六经辨证实为伤寒十二经辨证这一观点，明确阐述了伤寒十二经及具体的针刺法则，否定了千百年来学术界"《伤寒论》针灸无系统法则"的谬误，提供了一套较为完整的伤寒针灸辨证体系，可成为伤寒针刺及辨证的理论指导，亦可成为针灸事业更坚实的临床与理论基础。

三、理论分析

东汉张仲景为医中之圣，所著《伤寒杂病论》十六卷为众方之祖。仲景本论三阴三阳次序，源于《内经·素问·热论》。《内经》以手足三阴三阳，十二部区，分配脏腑、经络、筋肉，不单专为针灸取穴而发。仲景深明此理，亦明汤液方剂治病与此同源，故以《内经》之阴阳五行为纲，手足三阴三阳为目，作成《伤寒杂病论》合十六卷。

仲景博采《素问》《灵枢》《难经》《阴阳大论》等书中理论，把阴阳五行，脏腑虚实，俞腑经络等理论会通于汤液方剂的辨证之中，著成千古绝唱《伤寒论》。实际已点明《伤寒杂病论》非六经之传变。言六经者，是以言六而统十二也，故仲景叹曰："自非才高识少，岂能探其理哉！"仲景引而不发，为令智者举一能反三，谁料竟成千古之憾。后有智者张仲良，师承甄扬，悟出其中三昧，推衍出伤寒十二经之纲目，贯彻伤寒之真诠。正欲完成宏业，不幸早逝。其后人历经三代，费时数十年，终成此文，诚慰先人未完之事业，以事医圣未了之凤愿。

四、理论创新

20世纪初，中国名医张师渠(字仲良)首次解开了古典医籍《伤寒论》辨证论治中的个中谜团。仲景之作《伤寒论》文字简而又精，后又经战乱，世人很难识别其真实面目。一般认为《伤寒论》是中医辨证用药的经典著作，与针灸辨证无内在关系。因此，给医圣张仲景造成了千古奇冤，给针灸界也造成千古之谜。

张师渠创造性地把《伤寒论》错综复杂的证候及其演变规律加以发

19

挥、补充和总结，提出了较为完整的伤寒针脉辨证系统，引伸了《伤寒论》六经传变规律，详论了伤寒杂病与十二经脉辨证及具体针灸治疗法则。可以说，此文补足了《伤寒论》一书中未言尽的十二经传变及针灸治疗之法的空憾。本书的完成，在一定程度上实现了医圣张仲景之夙愿："虽未能尽愈诸病，庶可以见病知源，若能寻余所集，思过半矣。"

第三章　含义和概念

　　《伤寒论》是我国第一部阐述疾病及杂病的辨证论治著作，在《内经·素问·热论》六经分证的基础上，创立了六经辨证的概念和理论。

　　《内经》一书中已明确详述了人体十二经络的生理功能、病理变化及其与脏腑相互关系的理论。然而，《伤寒论》一书中并未详言，仅以六经作为辨证论治的纲领。由于当时战乱不止，使该书散佚不全。虽然经晋王叔和将原书整理成册，但此后又时隐时现，后世医界能得其精神但恐未窥全貌。因此，不少人对《伤寒论》传足传手等问题，各持已见。如刘河间说："伤寒传足经，不传手经。"陶节庵说："伤寒传足不传手经者，俗医之谬论也……"

　　伤寒十二经针脉辨证论治的承传者张师渠认为："所谓六经，是指手足同名六经而言，并非单指足六经或其他。盖足三阳经脉可统体表督诸阳经。由于十二经脉之中，足经长而手经短，言简意赅，论足经则手经亦在其中。"

　　《伤寒论》但论足而不言手，并非仲景不明此理，是以智者方能悟出其中之奥秘。张师渠认为：《内经》《伤寒论》以三阳证为六腑病变之基础，三阴证则以五脏病变为基础。伤寒六经概念实则是伤寒十二经病变之缩写。

　　伤寒十二经是针对手太阳、足太阳、手阳明、足阳明、手少阳、足少阳、手太阴、足太阴、手少阴、足少阴、手厥阴、足厥阴而言的。圣人作书只言其纲，以令智者举一反三。《伤寒十二经针脉辨》是补充了《伤寒论》一书中六经传变到十二经传变过程一体化的一部著作，又是伤寒十二经针脉辨证论治系统的汇总。因此本书既是伤寒针灸辨证的纲领和准则，又是《伤寒论》理论的进一步发展和完善。

一、十二经辨证与脏腑辨证的关系

十二经证候的产生是脏腑经络病理变化的反应。《伤寒论》中的六经证候，实际是十二经脉脏腑病理变化的"浓缩"简写。在疾病的进展过程中，各经病变常会累及所系的脏腑，而出现脏腑的证候。如太阳腑证，太阳表邪不解，传入于腑，出现太阳腑证。太阳腑证非单指足太阳膀胱腑，而手太阳亦名寒水腑。

因此，太阳腑证系指足太阳膀胱和手太阳小肠腑证。二者的病因病机、病证明显不同，治法也有所不同。

太阳病蓄水是指足太阳膀胱蓄水，可见到膀胱气化功能失常，以致水气内停，出现小便不利、少腹里急、烦渴或渴欲饮水、饮水则吐等症状。而太阳病蓄血证是指手太阳小肠腑蓄血。同在下焦，同名而部位证候不同。手太阳蓄血者，则见少腹急结或硬痛、烦躁如狂、小便自利、大便干黑或不解等症状。

因此，膀胱气化失职，使水邪停聚于足太阳膀胱腑的蓄水，宜以宣降通利膀胱为主。若出现手少阳三焦蓄血时，则会出现热与血结于下焦小肠腑，故见少腹急结硬满。心与小肠相表里，邪热入于血分，上扰心神，故见烦躁如狂；膀胱气化未受影响，所以小便自利……治宜清小肠腑瘀热为主。

仲景言太阳腑证，已明示蓄水、蓄血之不同。由于足太阳和手太阳经病变所累积的脏腑病症不同，治法也自然不同。其他经络与脏腑的病理证候反应也是如此。如手阳明大肠腑与足阳明胃腑，手少阳三焦腑与足少阳胆腑，手太阴肺脏和足太阴脾脏，手少阴心脏和足少阴肾脏，手厥阴心包脏和足厥阴肝脏。

二、《伤寒十二经针脉辨》的辨证方法

十二经辨证，其主要根据来源于《内经》和《伤寒论》六经中病证及

脉象经络等各方面。十二经病证，是十二经所属脏腑经络的病理变化反映于临床的各种证候。这是《伤寒十二经针脉辨》的主要内容，也是辨证论治的重要依据。现就十二经病证依次简述如下：

1. 太阳病

太阳统摄营卫，主一身之大表，凡外感风寒之邪，自表而入，每先犯太阳。太阳病以"脉浮，头项强痛而恶寒"为提纲，可分为表证、里证两大类型。

因体质和病邪盛衰的差异，临床上又可把表证分为足太阳中风证和足太阳伤寒证两种不同证型。足太阳中风证的主要脉证有恶风寒、发热、头项强痛、自汗、鼻鸣、干呕、脉浮缓等，又称表虚证。足太阳伤寒证的主要脉证有恶寒、体痛、发热、头项强痛、无汗而喘、脉阴阳俱紧，又称表实证。

太阳里证又称太阳腑证，有足太阳膀胱蓄水证和手太阳小肠蓄血证两种证候。足太阳膀胱蓄水证是表邪不解，内入于膀胱之腑，阳气不得煦化，水蓄不行，主要脉证为发热、汗出、烦渴或渴欲饮水、水入则吐、小便不利、少腹满、脉浮数等。手太阳小肠蓄血证是邪热深入下焦小肠腑，与血相结，邪热入于血分，上扰心神，见少腹急结或少腹硬满、烦躁如狂，因膀胱气化未受影响，故见小便自利等。

此外，太阳病有兼证，如足太阳膀胱表虚兼项背强，足太阳中风喘家作，肺气不降；足太阳膀胱表不解兼水饮，膀胱水饮犯于肺胃二经，属足太阳伤寒兼肺胃兼停水饮之证等。又有因汗吐下火法误治后引起的诸多变证，如下后胸阳不振，心阳虚证；汗后营气微；汗后发烦目瞑、衄血、便血、少气、不得眠等，以及结胸、痞证等。

2. 阳明病

阳明病在外感及其他热病过程中，每多出现阳亢热盛的局面。它的发生可由他经传来，亦有从本经自发为病。阳明病属于里热实证，以"胃家实"为提纲。

阳明病是太阳证将罢，病邪内传于里，为外感热盛阶段。病变有在经、在腑之别。在经指足阳明胃经，多为阳明热证；在腑指手阳明大肠腑，多为里热实证的手阳明腑证。

足阳明经证指阳明邪热弥漫全身，但尚未结成燥屎。其病机为外邪入里化热，入于阳明胃腑中消灼津液，以致胃腑燥热炽盛，出现"胃家实"之主证。其主要脉证为身壮热、汗自出、不恶寒、反恶热、口渴喜饮、口干舌燥、脉象洪大。手阳明腑证指阳明热邪入里，与肠中糟粕相结成实，成为里热实证。

手阳明证除有潮热、手足濈然汗出、谵语等，还有日晡潮热、腹满疼痛、大便燥结不通、苔黄燥起芒刺、脉沉实等手阳明大肠腑实证，甚者还可以出现循衣摸床、微喘、直视等症状。

阳明病不能食为足阳明胃家虚，名曰中寒；若能食者为足阳明中风。此外，还有胃气强脾阴不足的脾约，或手阳明经津液内竭而大便硬，或手阳明与足少阳湿热相合而发黄，或足阳明气分热极迫血致衄，或足阳明胃中虚冷阳明中寒证等。

3. 少阳病

少阳包括手少阳三焦与足少阳胆腑而言，手足少阳经脉互有联系，足经长而手经短，故通常言少阳胆腑而不言三焦，以少阳中焦病为多故也。

少阳病为半表半里证候，故少阳病常有兼表里两种病证。其发病可由他经传来，也可由本经自受发病。

少阳病以"口苦、咽干、目眩"为纲。其主要脉证为往来寒热、胸胁苦满、默默不欲饮食、心烦喜呕、舌苔白、脉弦细等。

如少阳兼足太阳表证，可见到发热、微恶寒、肢节烦痛、微呕、心下交结，即手少阳兼表未解之上焦证。证见往来寒热、热结在里，或呕吐不止、小便不利、谵语、一身尽重、不可转侧者，是手少阳与足少阳表里相兼，虚实错杂之证。如证见往来寒热，热结在里，或呕吐不止、心下急，或兼潮热、不大便等，即为足少阳兼阳明下焦实热证。

少阳除主证外，兼证误治后可形成种种变证，各种变证亦有对应之治法。有足少阳兼足太阳的太少双解法；有足少阳兼水饮内停之少阳温化水运法；有足少阳兼通下里实之少阳阳明双解法；有手少阳枢机不利兼心胃火上扰之泻热清里、泻热安神法；又有热入血室，足少阳传足厥阴之表里同治法等。

4. 太阴病

太阴病属里虚寒兼有表证。

足太阴本证是以"腹满而吐，食不下，自利益甚，时腹自痛"为提纲。

表证是风寒外邪直接侵袭手太阴肺经之中风证。里证是太阴脾经病，可由三阳病治疗失当伤及脾阳而发病。亦有中阳不足，外受风寒，内伤生冷，足太阴本身自病。此外，也有属于里实的宜用泄与其相表里的阳明腑。亦有脾经实而发黄，若太阴里寒转热，由阴出阳则形成阳明内实之证。若太阴病进一步发展，则演变为脾肾阳虚之太少虚寒之证。

5. 少阴病

少阴病包括手少阴心病和足少阴肾病，为伤寒十二经传变过程中的危重阶段。少阴病的发生可由表证转变而来，也可因体虚由他经传变而来。

少阴病以"脉微细，但欲寐"为提纲。然少阴病当分足少阴寒化证与手少阴热化证两大类型。

足少阴寒化证为少阴本证。其主要脉证为脉微细，但欲寐。无热恶寒、蜷卧、吐利、心烦、口中和、渴喜热饮、饮亦不多、小便清利，甚至手足厥冷等，亦有不恶寒、面赤、发热、烦躁等真寒假热之象。

手少阴热化证，多因肾虚于下、心火亢于上，因而有心烦不得卧、咽干、咽痛或下利口渴、舌质绛、脉细数等。有时可出现心肾阴阳两亏或阳亡阴竭证，也有脾肾阳虚的中外皆寒证；有足少阴肾热移膀胱之里传表证；有下厥上竭难治之动血证；有足少阴伤阴而阳明燥实证；有足少阴反发热之太少两感证；有足少阴阳虚致膈上有寒饮；有足少阴阳虚水泛之真武证；有足少阴虚寒下利便脓血之下焦虚寒证；有手足少阴真阴虚之心肾不交证；有手少阴咽痛生疮之火化克金证；还有阳旺阴伤之奇恒病(少阴下利)。

6. 厥阴病

厥阴病多出现在伤寒正邪相争、寒热错杂、阴阳对峙的危重时期。

厥阴病以"消渴、气上冲心、心中疼热、饥而不欲食、食则吐蛔，下之，利不止"为提纲，是代表着足厥阴与手厥阴经的上热下寒、寒热错杂的证候。

厥逆为厥阴病主要证候之一。

热厥为手厥阴无形邪热内郁。

寒厥为足厥阴阴盛阳虚、血虚寒凝。

厥为阴胜，热为阳复。厥多于热为病进，热多于厥为病退。发热不罢，是为阳复太过，亦为病进。热伤上焦手厥阴则发生喉痹痈脓，热伤下焦血分及手阳明腑则发生大便脓血。另有水停中焦致厥，痰实中上焦为厥，大汗、大下后之寒厥。

下利，也是厥阴病的主要证候，有肝热下迫大肠的热利，有热结旁流的阳明里实，有里寒外热的下利清谷，有虚寒下利兼有表证及戴阳者。

呕哕仍是厥阴病的主要证候。

有肝寒犯胃致呕吐涎沫、头痛。有足厥阴转出足少阳，证见呕而发热，亦有误汗伤阳，胃中虚冷致哕，也有少阴阳虚，虚阳外越之呕；有心烦内热之肝胃火盛之呕；有渴而饮水停水之呕；有内有脓痈致呕。虚实寒热，均应详细审辨。

三、十二经传变规律(合病、并病、直中、兼病)

十二经病证是脏腑经络病理变化的临床反映，六经病是十二经病的简称。故三阴三阳则为手三阳、手三阴、足三阳、足三阴十二经之简称。

人感外邪，一般先起于体表之太阳经(足太阳与手太阳经)，继而病情循着一定的趋向发展叫作传；如不按一般规律，违背常道的窜乱之邪称作变。传与变相互交叉。

外感疾病的发生与传变规律一般在邪盛正衰的情况下，多数由表而里，由阳而阴，即由手足的三阳经而传至手足的三阴经。反之，如正复邪衰，则能由里达表，由阴而阳，即由手足的三阴经传至手足的三阳经。前者为病进，后者为病退。

如太阳受病传于太阴或少阴，少阳受病传于厥阴或少阴，皆属违背常道的逆变。三阳三阴得病，可以互传，不可拘于日数与经的次序。

张师渠认为：六气外邪传变以手足三阳为本，手足三阴为标。七情外溢转归，以手足三阴为本，手足三阳为标。

合病与并病，都不是单独用一经来归纳的复杂证候。凡两经或三经的证候同时出现的称为合病。《伤寒十二经针脉辨》中有足太阳与足阳明合病，足太阳与手阳明合病，足太阳与足少阳合病，足太阳与手少阳合病，足阳明与足少阳合病。

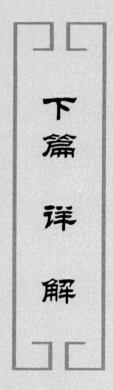

下篇 详解

第一章 太阳病

第一节 太阳病纲要

一、太阳病脉证提纲

【原文】太阳之为病，脉浮，头项强痛而恶寒。（1）

【提要】提出了太阳病经病证的基本脉证作为提纲。

【析辨】太阳病提纲系指足太阳膀胱经和手太阳小肠经的经证提纲。由于足太阳经长而手太阳经短，足太阳经主一身之大表，论足经、手经亦在其中。因此，太阳经证，其主要脉证是以足太阳膀胱经为主证。

本条出现的脉浮、头项强痛与恶寒并见，乃是足太阳膀胱经为外邪所袭，卫气向外抗邪的一个外在反映。提示病邪在表，正气未虚，正邪交争于表，致卫外不固，故为足太阳膀胱经的主要脉证，也可称太阳病经证的提纲。

因此，无论风寒湿热、疫疠杂病，都应当分经以定证。

二、太阳病分类

【原文】太阳病，发热，汗出，恶风，脉缓者，名为中风。（2）

【提要】指出足太阳中风证的主要脉证，提出太阳病表证中的一个证型。

【析辨】本条言明足太阳经证，当包括第一条脉证；又提出了足太阳中风表虚证的脉证，仲景名为太阳中风证，是略语。

发热、汗出、恶风、脉缓应是足太阳经营卫不调，风邪伤卫的一种证型。此应是太阳病的表寒证，又可称为足太阳中风表虚证，以利于分经定证，针药并用。

【原文】太阳病，或已发热，或未发热，必恶寒，体痛，呕逆，脉阴阳俱紧者，名为伤寒。（3）

【提要】指出足太阳伤寒证的主要脉证，提出太阳病表证中的另一个证型。

【析辨】本条言明太阳病，恶寒是必有之症，身疼痛、脉阴阳俱紧为风寒外束太阳膀胱经。不论发热迟早，见到以上症状，就可知这是足太阳膀胱经的伤寒证。其病理特点是外邪束表、卫阳被遏、营阴郁滞，应是太阳病的表实证，又可称为足太阳伤寒表实证。

因此，太阳病的表证（亦可称为经证）又可分为足太阳中风表虚证和足太阳伤寒表实证。

【原文】太阳病，发热而渴，不恶寒者，为温病。若发汗已，身灼热者，名风温。风温为病，脉阴阳俱浮，自汗出，身重，多眠睡，鼻息必鼾，语言难出。若被下者，小便不利，直视失溲；若被火者，微发黄色，剧则如惊痫，时瘛疭；若火熏之，一逆尚引日，再逆促命期。（6）

【提要】指出温病的主要特点及温病三焦辨证的理论源头，并强调误治变证以及和伤寒的鉴别辨证。

【析辨】太阳病，发热而渴，不恶寒，是阴虚少津液，发病即为内蕴邪热的温病。与恶风、口不渴的中风、伤寒不同。

如对温病误用辛温发汗治疗，可引起高热、脉象有力、自汗出、身重、神昏多寐、呼吸气粗等症。风温误下，或误用火攻，就会出现伤津液、热扰神志、熏灼肝胆等上、中、下三焦俱病的风温，进一步则出现双目直视、大便失禁、皮肤晦暗发黄、惊痫、抽搐等危重证状。

三、辨病发于阳、病发于阴

【原文】病有发热恶寒者，发于阳也；无热恶寒者，发于阴也。发于阳七日愈，发于阴六日愈，以阳数七、阴数六故也。(7)

【提要】指出太阳病分辨阴阳不同证候要点及辨证原则。

【析辨】病，此处是指太阳病。太阳病发热恶寒者，是言足太阳中风，病发于卫阳，寒热并见，阳气尚能与外邪相争，简称发于阳。太阳病无热恶寒者，是言足太阳伤寒，寒为阴，营伤之，营亦为阴，伤寒之病发于营阴。病人只恶寒而尚未发热，为阳气尚未与邪相争，故简称为病发于阴，指出太阳病发于卫阳之中风和太阳病发于营阴之伤寒不同证候类型。

"发于阳七日愈，发于阴六日愈"，是以"河图"的"水火成数"推演而来的，是以阳成数七来强调卫阳之中风，以阴成数六来强调营阴之伤寒，不可过于拘泥于七和六的实际日数。

四、辨传变与欲解时

【原文】伤寒一日，太阳受之，脉若静者，为不传；颇欲吐，若躁烦，脉数急者，为传也。(4)

【增文】针足太阳阳明。

【提要】根据脉证，辨太阳病之传与不传。

【析辨】伤寒初起，多犯太阳经，如仍是脉浮紧，是未传他经，宜针足太阳膀胱经大杼、督脉风府。如出现欲吐、躁烦、脉数急者，已不属于太阳病证，则反映病邪已入里，转入足阳明胃经，宜针足阳明胃经三里穴，以泻其邪热。

【注】大杼：为督脉别络，手足太阳、少阳之会。主治：伤寒汗不出，头风振寒，身热目眩。《铜人腧穴针灸图经》(简称《铜人》)针五分，灸七壮；《黄帝明堂经》(简称《明堂》)禁灸；《素问灵枢类纂约注》(简称《素注》)针三分，留七呼，灸七壮。

风府：足太阳、督脉、阳维之会。主治：振寒汗出，身重恶寒，头痛，项急，鼻衄，伤寒狂走。《铜人》针三分，禁灸，灸之使失声；《明堂》针四分，留三呼；《素注》针四分。风府为诸阳之会，刺其邪，则诸阳之气得泄。

足三里：为足阳明胃脉所入，为合土。主治：心腹满胀，腹痛食不下，心闷，卒心痛，喜呕口苦。《素注》刺一寸，灸三壮；《铜人》灸三壮，针五分；《明堂》针八分，留十呼，泻七呼，日灸七壮，止百壮。针足三里为迎而夺之，以泻其热，不得用补法。

【原文】伤寒二三日，阳明少阳证不见者，为不传也。(5)

【提要】承上条辨太阳病未传经。

【析辨】足太阳伤寒二三日，按《素问·热论》计日传经之法，阳明、少阳当受病，此时仍未见身热、汗自出、不恶寒反恶热、脉大等阳明病症，亦不见口苦、咽干、目眩等少阳病症，则可判明太阳病尚未发生传经。可只其脉仍浮紧亦不变，仍为足太阳伤寒证。

【原文】太阳病，头痛至七日以上自愈者，以行其经尽故也。若欲作再经者，针足阳明，使经不传则愈。(8)

【增文】若太阳过经不解，复病阳明，宜针足太阳阳明。

【提要】论述足太阳经尽自愈及再经治法。

【析辨】足太阳病本经行尽，故有自愈的可能。论述足太阳病自愈转机，单举头痛一症，是根据《内经》中"七日巨阳病衰，头痛少愈"引申之意；其二，头为诸阳之会，头痛的轻重，能较显著地反映足太阳经的变化，加之与脉浮、项强、恶寒等症一并权衡，则更为明确。

足太阳欲作再经，是太阳过经不解，复病阳明，因此，针足太阳以泻其邪，再刺阳明经穴，使其经气流通，防止传经的发生。

【原文】太阳病，欲解，时从巳至未上。(9)

【提要】根据《内经》天人相应理论，推论太阳邪气欲解的时间。

【析辨】巳午为阳中之阳，故太阳主之，至未上者，阳过其度。按天人相应理论，一天中9时至15时阳气最旺到阳过其度之间，天时的阳气能助人正气，有病邪可以缓解的可能。天之六淫能伤人正气，而天之十二时又能助人正气，古人以十二时合十二经，谓正气盛则邪气退。

【附】其他经欲解时辰

六经中每经欲解时大致需三个时辰，故十二经每经需一个半时辰。

（1）阳明病，欲解时，从申至戌上（15时至21时）；

（2）少阳病，欲解时，从寅至辰上（3时至9时）；

（3）太阴病，欲解时，从亥至丑上（21时至次日1时）；

（4）少阴病，欲解时，从子至寅上（23时至次日5时）；

（5）厥阴病，欲解时，从丑至卯上（1时至7时）。

一日之中，阳主昼，阴主夜，阳行速，阴行缓。平旦至日中，天之阳，阳中之阳；日中至黄昏，天之阳，阳中之阴；合夜至鸡鸣，天之阴，阴中之阴；鸡鸣至平旦，天之阴，阴中之阳。故人亦应之。天之阴阳盛衰对病邪预后有着极大的关系，但亦应灵活应变，不可泥古不化。

【原文】风家，表解而不了了者，十二日愈。（10）

【提要】预测足太阳中风邪解之后病愈日期。

【析辨】风家谓足太阳中风，表邪虽已解，但未痊愈，患者仍有身体不爽等不适之感。十二日，是约略之词，示外邪解之后，尚需一定时日调养，余邪尽，自然愈也。

第二节 太阳病本证（太阳经证）

一、足太阳中风表虚证

（一）桂枝汤证

【原文】太阳中风，阳浮而阴弱，阳浮者，热自发，阴弱者，汗自出；啬啬恶寒，淅淅恶风，翕翕发热，鼻鸣干呕者，桂枝汤主之。

（12）

【增文】后刺风府，手太阴及足阳明为宜。

【提要】指出足太阳中风证的病理及证治。

【析辨】本条句首指出足太阳中风，故当与第一条"脉浮，头项强痛，而恶寒"、第二条"发热，汗出，恶风，脉缓"内容相互参看。证见脉浮、翕翕发热，为外邪犯太阳表，卫阳外浮，脉缓、汗自出、恶风寒，与脉浮、发热同见，为风寒外束足太阳之表，当用桂枝汤，再刺风府。肺主皮毛，肺气上通于鼻，肺气不利，当刺手太阴经之列缺。干呕为阳气逆，为外邪干胃，宜降胃，足阳明经三里穴迎而夺之。

【注】列缺：手太阴络，别走阳明。主治：咳嗽、呕沫、寒热疟、偏风等。针二分，留五呼，泻五吸，灸七壮。

【原文】太阳病，头痛，发热，汗出，恶风，桂枝汤主之。（13）

【提要】指出足太阳中风证的表现及治疗。

【析辨】本条头痛是足太阳经之本证，其余三证均为中风所独有，因此，仍宜用桂枝汤。

【原文】太阳病，发热，汗出者，此为荣弱卫强，故使汗出。欲救邪风者，宜桂枝汤。（95）

【提要】再论足太阳中风病因、病理。

【析辨】上条言阳浮而阴弱，此条言荣弱卫强，是互换名词，以提示卫外不固、营不内守的"阴弱者汗自出"及风寒束表、卫气浮盛的卫强。又一次强调了足太阳中风证的病因是外感风邪。

【原文】太阳病，初服桂枝汤，反烦不解者，先刺风池、风府，却与桂枝汤则愈。（24）

【提要】足太阳中风邪气较重，宜针药并用。

【析辨】足太阳中风服桂枝汤后，不仅病未解，又增烦闷，及足太阳中风证邪气较重，正邪相争，不仅在卫而在经。风邪凝结于太阳之要路，药力不能流通，故刺之以解其结，故先刺风池、风府疏通经络以泄邪。《医宗金鉴》曰："太阳之邪，刺足少阳及督脉者，何也？盖以风府在头部中行，风池在第三行，足太阳在第二行，则风池、风府实挟太阳经而行者也，况二穴皆为阳维之会。阳维者，谓诸阳之总也，刺之，诸阳之气得泄，何患太阳之邪不去哉！"

【原文】太阳病，外证未解，脉浮弱者，当以汗解，宜桂枝汤。（42）

【提要】足太阳病脉象浮弱者，仍宜用桂枝汤。

【析辨】足太阳中风表邪未解未传变者，脉现浮弱，不宜发汗过多，仍当从表解肌。

【原文】伤寒发汗已解，半日汗复烦，脉浮数者，可更发汗，宜桂枝汤。（57）

【增文】可再刺风府、风池、鱼际。

【提要】指出太阳伤寒发汗后余邪未解，仍宜用汗解的治法。

【析辨】本条指出足太阳伤寒证汗解后半日，病人出现烦闷不安、脉象浮数，此为余邪未尽，再次发汗不宜用峻剂，宜用缓法，故再刺风府、风池以泻邪热，取太阴鱼际以清上焦。

【注】鱼际：肺脉所溜为荣火。主治：风寒、身热头痛、伤寒汗不出、虚热、心烦少气等。针二分，留二呼，禁灸。

【原文】太阳病，外证未解，不可下也，下之为逆。欲解外者，宜桂枝汤。（44）

【提要】指出太阳病宜汗忌下的治则。

【析辨】足太阳或伤寒，或中风，均应解表，今中风表证未解，宜用桂枝汤解表，禁用攻下法，下之则邪气内陷而引起变证。

【原文】太阳病，先发汗不解，而复下之，脉浮者不愈，浮为在外，而反下之，故令不愈。今脉浮，故在外，当须解外则愈，宜桂枝汤。
（45）

【提要】指出足太阳病不当之汗下后，病仍在表，未成变证，仍当解表的治法。

【析辨】足太阳病如汗法不当，当再恰当取汗祛邪，若一味攻下，属误治，每每引起变证。本条接上条，指出汗下后，脉浮未变，病症仍在表。知病未因误下而生变，故仍需解其外。

【原文】伤寒不大便六七日，头痛有热者，与承气汤，其小便清者，知不在里，仍在表也，当须发汗。若头痛者，必衄，宜桂枝汤。（56）

【增文】伤寒不大便六七日，头痛有热者，手阳明受邪。若头痛、衄血者，为表不解，郁甚于经，则迫血妄行。宜刺足太阳，手阳明解其外，下其热。

【提要】辨伤寒有里热治法及根据小便清否，辨表里证治。

【析辨】此条有三要点，一是伤寒六七日不大便，并见头痛发热，是足太阳表证不解，结热于大肠，出现浊热上扰之证，刺风池、合谷解表清里热，继用承气汤。二是若小便清，知邪仍在表，应解外。三是头痛，邪郁于足太阳之表，可伤及阳络，迫血妄行，上为衄，宜刺足太阳风门、足少阳风池，再刺手阳明合谷。

【注】风门：足太阳经穴，泄诸阳热气。《铜人》针五分；《素注》针三分，留七呼。

合谷：手阳明大肠脉所过为原。主治：伤寒脉浮在表、发热恶寒、鼻衄不止、头痛脊强等。《铜人》针三分，留六呼，灸三壮。虚实皆可用之。

【原文】太阳病，下之后，其气上冲者，可与桂枝汤，方用前法，若不上冲者，不得与之。（15）

【增文】气上冲者，邪仍在表，针刺足太阳风门、足阳明三里。若不上冲，知犯何逆，随证治之。

【提要】指出太阳病汗下后，表证仍在，其气上冲者，治当解表和里。若表邪内陷，禁用汗法。

【析辨】足太阳汗下后，患者自觉心中气逆，是表邪尚未内陷，正气能与邪争，表证有外解之机。故当复以桂枝汤解外。此时宜针刺足太阳风门解其外，配足阳明三里和其中，以防传变。若不上冲，是里虚不能与邪争，邪气已传里，不可更汗。观其脉证，知犯何逆，随证治之。

【原文】病常自汗出者，此为荣气和。荣气和者，外不谐，以卫气不共荣气谐和故而。以荣行脉中，卫行脉外，复发其汗，荣卫和则愈，宜桂枝汤。(53)

【提要】论述人常自汗出的病理及治疗。

【析辨】病人常自汗出有属病在足太阳中风浅表的营卫不调类型。其主因是卫不固护于外，致营不内守，营卫不相协调。此属营卫不调的自汗症，治法仍宜用伤寒中风之法。

【注】营卫不调既可见于外感表证，也可见于杂病自汗症，两者病因不同，但有相同的病理机制。因此，用方和针法也基本相同。

徐大椿说："自汗与发汗迥别，自汗乃荣卫相离，发汗使荣卫相合。自汗伤正，发汗驱邪，复发者，因其自汗而更发之，则荣卫和而自汗反止矣。"

【原文】病人脏无他病，时发热、自汗出而不愈者，此卫气不和也。先其时发汗则愈，宜桂枝汤。(54)

【增文】可再针风府、风池，以清表热。

【提要】论述时发热、自汗出的病理和证治。

【析辨】病人出现发热、自汗，是无里病，知病仍在足太阳之表，不在营而在卫，故用先其时服药法，也可刺风府、风池，以清表热，使邪去卫和而愈。

（二）桂枝汤禁例辨

【原文】桂枝本为解肌，若其人脉浮紧、发热、汗不出者，不可与之也。常须识此，勿令误也。（16）

【提要】指出桂枝汤不宜用于太阳伤寒证。

【析辨】桂枝汤是解肌祛风之方，可用于足太阳中风表虚证。然病人脉象浮紧、发热、无汗，为足太阳伤寒表实证，若误用桂枝汤，则为病重药轻，可能因治失及时而成变证。

【提示】中风、伤寒治法不可混同，表证发汗，不可太过，也不可不及。常须牢记，以免发生错误。

【原文】若酒客病，不可与桂枝汤，得之则呕，以酒客不喜甘故也。（17）

【增文】宜太阳、阳明同刺。

【提要】以酒客为例，提示足阳明腑有热者，禁用桂枝汤及误服后针刺之法。

【析辨】嗜酒及膏粱厚味之人，多里蕴湿热，桂枝汤辛温生热，故里有蕴热，虽感受外邪患太阳中风证，也当禁用。如误服桂枝汤及其他辛温药，可使湿热壅滞、胃气上逆而发生呕吐。平素多食膏粱厚味之人，胃热里蕴，也宜忌辛甘之药，宜针刺足太阳膀胱经风门、手阳明大肠经合谷、足阳明经三里，以祛表之风邪、里之蕴热。

【原文】凡服桂枝汤吐者，其后必吐脓血也。（19）

【增文】急刺足阳明经三里、气冲。

【提要】里热误服桂枝汤之重者及治法。

【析辨】此条接上条桂枝汤里热病证自当禁用。服后吐脓血是以温助热，热伤血络，不能解肌，反能涌越热势所过，致伤阳络，则吐血可必，说明阳明里热亢盛者若误服辛温之剂，则犯医家之大忌。急刺足阳明三里，以三棱针于气冲穴出血，或可有救。

【注】气冲：足阳明胃经冲脉所起。主治：腹有逆气上攻心，伤寒

胃中热，大肠中热，身热腹痛等。东垣曰：吐血多不愈，以三棱针于气街出血，立愈；《铜人》灸七壮，炷如大麦，禁针；《明堂》针三分，留七呼，气至即泻，灸三壮。

（三）兼证

【原文】太阳病，项背强几几，反汗出恶风者，桂枝加葛根汤主之。（14）

【增文】针风池、风门、风府。

【提要】指出足太阳中风兼足太阳经气不舒证的证治。

【析辨】足太阳汗出恶风，伤卫，兼项背强几几，为风寒外束，经气不舒，阻滞津液不能敷布，以致经脉失养，故属足太阳中风兼太阳经气不舒。因此，针风池、风府、风门，以解太阳肌中之邪，宣通经脉之气，而使太阳经脉得以舒通，太阳表邪得以解。

【原文】喘家作，桂枝汤加厚朴、杏子佳。（18）

【增文】若不瘥，刺肺俞、鱼际、合谷。

【提要】足太阳中风兼肺寒气逆喘的治疗。

【析辨】素患喘息病，由于外感风寒患足太阳中风证，出现头痛发热、汗出恶风、脉象浮缓等中风必具之症外，又有喘息等风寒迫肺、肺寒气逆等证，故用桂枝加厚朴、杏子汤标本兼顾。如不瘥，宜降胃清肺、定喘解表同步治疗，刺肺俞、鱼际、合谷。

【注】肺俞：足太阳膀胱经所属。主治：寒热喘满，肺中风，胸满短气，劳热上气等。《针灸甲乙经》（简称《甲乙》）针三分，留七呼，得气即泻；《明堂》灸三壮；《素问》刺中肺三日死，其动为咳。

【原文】太阳病，下之微喘者，表未解故也，桂枝加厚朴、杏子汤主之。（43）

【增文】若不瘥，仍刺肺俞、鱼际、合谷。

【提要】指出足太阳病误下，致表邪不解兼肺气上逆作喘的治法。

【析辨】本条为足太阳中风误下后，表证不解，又见轻度气喘之症，

41

与上条之证有新久之别，但病证相同，治法亦相同。本条下后汗出而喘微，汗必不大出，属太阳表邪闭遏、肺气上逆故也。仍用前法以解表降肺下逆气。

【原文】太阳病，发汗，遂漏不止，其人恶风，小便难，四肢微急，难以屈伸者，桂枝加附子汤主之。(20)

【增文】急补足太阳脉，次补足少阴复溜，后刺合谷。

【提要】指出足太阳病发汗太过，至阳虚汗漏表不解的证治。

【析辨】太阳中风误汗，必起变证。出现汗漏不止、小便难、四肢微急、难以屈伸等亡阳、亡津液等证。此为阳气与阴液两亡，复加外邪，应急于温经救表回阳，阳气得复，自可化气生津。足太阳与足少阴相为表里，亡阳脱液是太阳少阴俱伤，固少阴之阳即是止汗救液。故用扶阳解表、补阳敛汗、调和营卫的桂枝加附子汤。

此证和真武证稍有区别。真武证是救里寒亡阳，此证是救表寒漏风、温经回阳，辨证与治疗均有少许不同。

此证，宜急补足太阳脉至阴穴，此穴为井金。太阳根于至阴，结于命门，膀胱阳虚时宜补此穴。再补足少阴肾经复溜穴，以止其汗、补其液，后刺合谷解其表，以调和营卫。

【注】至阴：足太阳脉所出为井金，膀胱经之补穴。主治：鼻塞头重，风寒从足小趾起，寒疟，小便不利，转筋，足下热等。《铜人》针二分，灸三壮；《素注》针一分，留五呼。

复溜：为足少阴肾经所行，为经金，肾经之补穴。主治：足痿不收履、四肢肿、盗汗、汗注不止、腰脊内引痛、脉微细不见等。《素注》针三分，留七呼，灸五壮；《明堂》灸七壮。

【原文】太阳病，下之后，脉促胸满者，桂枝去芍药汤主之。(21)

【增文】针足太阳，平补平泻。

【提要】指出太阳病误下，致足太阳表证不解兼胸阳不振治法。

【析辨】足太阳误下后，有可能引起外邪内陷，胸满脉促，似有胸实而无冲喉不得息之证，似有胸阳虚又见胸满。因此不用瓜蒂散以治实，亦不用桂枝汤以治虚。此乃表邪陷于胸中，损伤胸阳，致阳郁不伸，治宜解肌、祛风、去阴通阳，桂枝去芍药汤主之。配以针刺则效更佳，针足太阳风门、肺俞，解肌祛风、去阴通阳。配内关则效更著。

【注】内关：手心主之络，别走少阴。主治：中风热，心痛，支满，实则心暴痛，泻之；虚则头强，补之。《铜人》针五分，灸三壮。

【原文】若微恶寒者，桂枝去芍药加附子汤主之。(22)

【增文】补足太阳井金至阴，再刺风府、风池。

【提要】承上条指出太阳病误下，致表证不解损伤胸阳后致阳气欲脱。

【释义】误下后，见脉促、胸满、微恶寒，是足太阳中风表证不解损伤胸阳，为太阳病兼胸阳不振。此时脉虽促但无力，有虚阳欲脱之机。故仲景加附子固护真阳。此时刺足太阳井金至阴，亦是防亡阳之变而补膀胱之阳。再刺风府、风池，以助足太阳井金之力。同是解肌祛风兼温经复阳之法。

【原文】发汗后，身疼痛，脉沉迟者，桂枝加芍药、生姜各一两，人参三两新加汤主之。(62)

【增文】刺风池、膻中灸五壮。

【提要】指出太阳病发汗太过，损伤气营。

【析辨】太阳病发汗太过，身疼痛，脉沉迟，是荣卫虚寒，证属卫不和兼气营不足。故以桂枝加芍药生姜人参，以益不足之营卫，以补耗散之元真。由于气会膻中，气亏营耗，宜灸膻中以扶助衰微之阳气，刺风池而散未尽之邪。

【注】膻中：《难经》曰"气会膻中"；疏曰"气病治此"。足太阴、少阴，手太阳、少阳，任脉之会。主治：上气短气、嗳气、咳逆、风痛、心胸痛等。《明堂》灸七壮，止二七壮，禁针。

二、足太阳伤寒表实证

(一)麻黄汤证

【原文】太阳病,头痛,发热,身疼,腰痛,骨节疼痛,恶风,无汗而喘者,麻黄汤主之。(35)

【增文】此为足太阳伤寒表实证,宜刺足太阳大杼、委中,配以陶道、肺俞。

【提要】指出足太阳伤寒表实的主要表现及治疗。

【析辨】足太阳伤寒,证见头痛、发热、恶风,为风寒外束于足太阳之表。身疼、腰痛、骨节疼痛,是寒邪犯足太阳经脉,经气运行不畅。气喘及外邪犯肺,肺失宣降。本条与章首的第一条、第三条合看,其脉证应是足太阳伤寒表实,宜辛温发汗、宣肺平喘,方药用麻黄汤。刺大杼,以治伤寒汗不出、头风振寒、腰脊痛;委中刺令出血少许,以治伤寒四肢痛、热病汗不出、髀枢痛。配陶道治汗不出、洒淅脊强、头重、肺俞治咳喘、降肺气、治寒热喘满之效。

【注】委中:足太阳膀胱脉所入为合土。主治:伤寒四肢热,热病汗不出,腰膝疼,风痹等。《素注》针五分,留七呼;《铜人》针八分,留三呼,泻七吸;《甲乙》针五分,禁灸;《素问》刺郄中大脉,令人仆脱色。

陶道:足太阳、督脉之会。主治:痎疟寒热,洒淅脊强,汗不出,烦满等。《铜人》灸五壮,针五分。

【原文】脉浮者,病在表,可发汗,宜麻黄汤。脉浮而数者,可发汗,宜麻黄汤。(51、52)

【提要】以脉代证,重述病在太阳之麻黄汤证。

【析辨】足太阳伤寒证有恶寒、发热、无汗头痛、身疼、腰痛等症。而不必仅泥于脉象,见脉浮,为借脉浮代表邪在足太阳之表,脉浮而数,是伤寒欲传也,不能依此为热证,病仍为足太阳伤寒,皆可用麻黄汤发其汗。针刺亦同上法。

【原文】太阳病十日已去，脉浮细而嗜卧者，外已解也。设胸满胁痛者，与小柴胡汤；脉但浮者，与麻黄汤。(37)

【增文】若胸满胁痛者，刺足少阳经。脉但浮者，仍刺足太阳。

【提要】指出太阳病多日，可能出现三种转归，提示病仍在足太阳表，故可与麻黄汤。

【析辨】十日已去，已向壁安静，非少阴证但欲寐者可比。诸证已去，脉象由浮而有力变为浮细之软脉，说明外邪已解，病趋痊愈之兆。若见胸满胁痛，胁为足少阳胆经分布之区，反映表邪内传足少阳经，为过经之变，故用方宜小柴胡，用针宜刺足少阳胆经穴。若病过十日，但病人只见足太阳伤寒之表实证，故仍可与麻黄汤解表，针刺宜刺足太阳经穴。

【原文】太阳病，脉浮紧，无汗，发热，身疼痛，八九日不解，表证仍在，此当发其汗。服药已微除，其人发烦，目瞑，剧者必衄，衄乃解。所以然者，阳气重故也，麻黄汤主之。(46)

【增文】目瞑者，衄乃解，此乃瞑眩也。衄后不解，阳气重故也。当刺气冲、上星止血降逆，刺大杼、陶道、肺俞去足太阳表之邪。

【提要】补述足太阳伤寒的主脉证，说明服麻黄汤的反应及针刺法。

【析辨】本条有倒装文法，"麻黄汤主之"应接在"此当发其汗"后，并为一段。此段对足太阳伤寒主要表现进行了补充，本章第三条的足太阳伤寒"脉阴阳俱紧"是对本条"脉浮紧"的说明。

"服药已微除"至"阳气重故也"为第二段，说明汗后可能出现的两种反应：其一，方药对证，虽不能一汗而解，病人亦取得一定疗效，病情有所缓解。病人出现心烦、目瞑，乃外邪郁闭、阳气被遏，邪仍未尽除也。其二，热极于营，热伤血络而致血妄行，一衄之后，热随血去而解，故仲景称"衄乃解"。此种衄血俗称红汗，以汗血同源之故也。

增文中把"衄乃解"现象称为"瞑眩"，足太阳伤寒，不得汗解而从衄解，衄后脉静身和者为"瞑眩"也。也可广义地解释为汗后若出现意外的反应如衄血、目瞑、烦躁欲死、下利等症后，病人脉静身和、大病若失者，均可称之为"瞑眩"。如病人衄后其身热不退，更见舌绛苔燥、脉数等。此已是邪热内犯，是变证，已不是"瞑眩"，忌用辛温汗剂。若汗后发烦目瞑，卫中之邪虽解，而营中之热未除，剧者血热相搏，势必成衄，衄乃解，所以然者，阳气太重，营卫俱实，当刺气冲、上星止血清热降逆，取大杼、陶道、肺俞去足太阳表之邪。针药并用，则邪退人安。

【注】上星：督脉穴。主治：口鼻出血不止，鼻塞头痛，热病汗不出，痃疟振寒，头风，目眩等。《素注》针三分，留六呼，灸五壮；《铜人》灸七壮。以三棱针，宣泄诸阳热气，无令上冲头目。

【原文】太阳病，脉浮紧，发热，身无汗，自衄者愈。（47）
【增文】此为瞑眩，衄后忌用表药，针同上法。
【提要】足太阳伤寒证得自衄病愈的转机。
【析辨】足太阳诸证具备，其邪正相搏而致衄，虽未服解表药，亦可因邪随衄而解，此为瞑眩。衄后忌用表药，恐出现变证，若不瘥，针同上法则愈。

【原文】伤寒脉浮紧，不发汗，因致衄者，麻黄汤主之。（55）
【增文】衄后病邪不解，此非瞑眩，当刺足太阳。
【提要】指出足太阳伤寒失汗致衄，仍需汗解的治法。
【析辨】太阳病当发汗而失于发汗，则邪郁不解，损伤血络，迫血妄行，因而致衄，邪未得解，故非瞑眩也。太阳表实仍在，自当用麻黄汤，针刺仍以足太阳膀胱经为主。

足太阳伤寒证的衄血，由于病因、病机、转归不同，辨证亦有不同。一为"衄乃解"，是药后其邪随衄而解的"瞑眩"。二为"自衄者愈"，是未曾服药失于发汗而致衄的"瞑眩"。——例证，以提示人们衄后忌用表药。

本条为失于发汗而致衄，但衄后病邪不解，表、实证仍在，说明此衄非"瞑眩"也。

可见对足太阳伤寒证的各种衄血，应该分辨原因，辨证施治。

一般大衄之后，麻黄、青龙之类不可轻用，若用之不当，则犯衄家不可汗之戒，故衄后脉微者，不可发汗；衄后、脉数、身热、苔燥者亦不可汗，亦不可见衄治衄，妄用止血之法。

【原文】太阳与阳明合病，喘而胸满者，不可下，宜麻黄汤。(36)

【增文】足太阳与足阳明合病，为足太阳伤寒与足阳明腑实证二阳合病，气壅于胸肺之间，宜针刺风池、风府、肺俞、上廉。

【提要】足太阳与足阳明合病，以足太阳为主，宜先解表后和里。

【析辨】足太阳伤寒与足阳明腑实同时发病，是为"太阳与阳明合病"。喘而胸满是表寒外束，肺气亦被阻，提示病以足太阳伤寒为主，而对足阳明腑实证之戒不可攻下。此足阳明非手阳明，未有结实，故不可攻下，攻之利不止，大伤胃气则危。因此，二阳合病，以足太阳表实为主，故以麻黄汤解表定喘，配以风池、大杼、肺俞祛足太阳表邪，针上廉以缓里气之实。

太阳与阳明合病，《伤寒十二经针脉辨》中有三证三法，下利者刺足太阳、手阳明；不下利呕逆者，刺足太阳、足阳明；喘而胸满者，本法治之。

【注】上廉：主治伤寒胃中热，气上冲胸，喘息不能行，食不化等。《铜人》灸三壮，针三分；《明堂》针八分，得气即泻，灸七壮。

(二)麻黄汤禁例及针刺法

【原文】咽喉干燥者，不可发汗。(83)

【增文】汗则伤阴，当刺肺俞、肝俞、脾俞、肾俞。

【提要】提示津液不足者，禁用发汗，宜行针刺之法。

【析辨】咽喉为三阴经脉所循之处，三阴经精血虚少，不能上滋于咽喉，故提示阴液不足者不可汗，还可推断大凡阴液不足而兼有风寒者不宜单纯使用辛温发汗剂。汗则阴液亏竭，变证蜂起。宜刺足太阳经肺俞、肝俞、肾俞、脾俞，以阳中取阴。祛风寒，保津液，使邪气不内传也。

【注】肝俞：足太阳经穴。《内经》曰："风伤于春，病在肝。"主治：口干、热痉、目眩、咳逆、气短、咯血等。《铜人》针三分，留六呼，灸三壮；《素问》刺中肝五日死，其动为欠。

脾俞：足太阳穴。主治：水肿气胀引脊痛、泻痢、胁下满等。《铜人》针三分，留七呼，灸三壮；《素问》刺中脾十日死，其动为吞。

肾俞：足太阳穴。主治：虚劳少气、头重、身热、耳聋肾虚、尿血、消渴等。《铜人》针三分，留七呼；《素问》刺中肾六日死，其动为嚏。

【原文】淋家，不可发汗，发汗必便血。(84)

【增文】此属阴亏下焦蓄热，当刺肾俞、肺俞、复溜。

【提要】提示阴亏下焦蓄热者，忌汗法，宜解表、通淋、清热并用。

【析辨】淋家，多阴液素亏、下焦蓄热，不可发汗更走其津液，若发汗则津液竭于外，而血液妄行，则可发生尿血等变证。

由于肾与膀胱相表里，素来肾阴亏者，最易热结膀胱，若误用辛温发汗，更伤肾阴。又使邪热愈盛。当刺肾俞、肺俞，以祛风保津，针足少阴复溜以泻肾经热。

【注】复溜：足少阴肾脉所过为经金。肾虚补之，实则泻之。主治：五淋、血淋、小便如散火、骨寒热、汗流不止、舌干、胃热、盗汗、脉细微或者细数等。《素注》针三分，留七呼，灸五壮。

【原文】疮家虽身疼痛，不可发汗，汗出则痉。(85)

【增文】可随证刺之。

【提要】以疮家为例，提示气血两虚者，虽有表证，禁用汗法，宜随证治之。

【析辨】久患疮疡者，多气血两伤、荣卫衰薄，虽有伤寒身疼痛等表证，禁用发汗，误汗则血虚生风而成痉。故疮疡须分经络部分，俞穴远近而分治法。

《河间医籍》曰："疮疡从指出者，当从足太阳五穴中选用至阴、通谷、束骨、昆仑、委中；从鬓出者，当从足少阳五穴中选用窍阴、侠溪、足临泣、阳辅、阳陵；从鬓上出者，当从足阳明五穴中选用历兑、内庭、陷谷、冲阳、解溪；从胸出者，绝骨一穴。"

《医学入门》杂病穴法歌曰："痈疽初起审其穴，只刺阳经不刺阴。"

一般论疮疡，只论足三阳，而手足三阴、手三阳未曾提起，学者勿泥于此，当引申触类，方能掌握全局。

【原文】衄家，不可发汗，汗出必额上陷，脉急紧，直视不能眴，不得眠。(86)

【增文】此非瞑眩，三阳危也。急刺神堂、气冲、飞扬、肝俞。

【提要】以衄家为例，提示三阳阴血俱虚者，禁用汗法，宜救急之法。

【析辨】素易鼻衄之人，阴血亏虚者多，汗为血之液，误汗则更伤阴血，血从阳经并督脉而出，非瞑眩也。此阴血大亏，阳气欲脱，三阳之危证也。急刺神堂(上星)宣诸阳之热气，无令上冲头目，再刺飞扬止衄，针肝俞补血，和阴阳，以飞扬为足太阳络脉别走少阴故也。配气冲以救足阳明，则三阳之危可解。

【注】飞扬：足太阳络脉，别走少阴。主治：痔室、衄衄、目眩痛、寒疟等。《铜人》针三分，灸三壮。

【原文】亡血家，发汗则寒栗而振。(87)

【增文】夺血者不可汗，刺膈俞、脾俞、足三里、肝俞、心俞。

【提要】血虚气衰的亡血家不可汗，宜针刺之法。

【析辨】亡血发汗则阴阳俱虚，气不足温煦则寒战，血不及濡润，经脉失养则振摇。故夺血者无汗，夺汗者无血，亡血若更发汗，易发生风动的变证。盖膈俞之上为心俞，心生血；膈俞之下为肝俞，肝藏血，故血会膈俞。《疏》曰："血病治此。再刺心俞、肝俞，可补血缓急。后刺脾俞，足三里。以脾统血，胃为后天之本，扶本而养血也。"

【注】心俞：足太阳穴。主治：汗出唇赤，咳吐血，鼻衄，心胸闷乱，心气乱等。《铜人》针三分，留七呼，得气即泻，不可灸；《明堂》灸三壮；《针灸资生经》（简称《资生》）云：刺中心一日死，其动为噫。

【原文】汗家，重发汗，必恍惚心乱，小便已阴疼，与禹余粮丸。（88）

【增文】补足太阳井金、足少阴经金、足太阳心俞。

【提要】以汗家为例，提示足太阳阳虚者，必伤及心肾。

【析辨】平素易出汗之人，表阳虚而阴液易泄，若再发汗，不独损阳，亦必伤阴。肾与膀胱相为表里，故致阴阳两虚，阴阳两虚上扰心神致心失所养，则恍惚心乱；肾中阴津不足，则小便后阴疼。

足太阳根于至阴，太阳虚宜先刺所出井金至阴穴以补阳，再取足少阴肾经所行经金复溜穴以补肾阴，此壬癸同补之法也。辅以心俞宁心交通心肾，救其急而补其虚也。

【原文】病人有寒，复发汗，胃中冷，必吐蛔。（89）

【增文】此足太阳阳气本虚，兼胃中有寒，宜温阳解表并用，当刺肺俞、胃俞、中脘。

【提要】提出阳虚有寒者禁法，宜温阳解表并用。

【析辨】病人平素足太阳阳气本虚，感寒后误汗，更伤阳气，引起中阳虚弱，胃气上逆，每致呕吐。吐蛔一证，有因胃热而吐者，也有因寒而吐者，此为胃寒冷甚，蛔不能安，故必吐蛔也。《医宗金鉴》用理中汤送乌梅丸。

本文刺胃俞、肺俞，以解足太阳、足阳明之寒邪，刺胃之募穴中脘，以治胃中虚寒。中脘为手太阳、手少阳、足阳明、任脉之会。《难经》曰："腑会中脘。"疏曰："腑病治此。"今足太阳阳虚伤及足阳明腑，故用此穴为宜。

【注】胃俞：足太阳穴。主治：胃寒、腹胀而鸣、翻胃呕吐、霍乱

等。《铜人》针三分，留七呼；《明堂》灸三壮。

中脘：手太阳、手少阳、足阳明、任脉之会。主治：天行伤寒热不已，心痛，翻胃，寒癖，心气疼，身寒，中恶等。

【原文】脉浮紧者，法当身疼痛，宜以汗解之。假令尺中迟者，不可发汗。何以知然？以荣气不足，血少故也。（50）

【增文】当刺足太阳肝俞、心俞、风池。

【提要】假设病人身体疼痛而脉象尺中迟而无力，是营血亏虚兼表证，禁用汗法。

【析辨】病人身体疼痛知为足太阳伤寒，应用汗解，今见病人脉象尺中迟而无力，是营血亏虚兼表证。发汗则伤营，宜和解之。刺足太阳肝俞、心俞，缓其急，和其营血；刺风池，祛其风，邪随之而解。

【原文】脉浮数者，法当汗出而愈。若下之，身重心悸者，不可发汗，当自汗出乃解。所以然者，尺中脉微，此里虚。须表里实，津液自和，便自汗出愈。（49）

【增文】若不瘥，当刺足太阳井金至阴、肝俞、心俞。

【提要】误下致里虚，治当补虚扶正，禁用汗法。

【析辨】脉浮数，知邪在表，当用汗法，若误用攻下，每因损伤正气，发生变证。如误下后，病人出现沉重、心悸、尺中脉微，为已无表证，而里气亏虚，即不可再发其汗。此时的自汗，是正复邪去之兆，与药后取汗不同，切不可混淆。若不瘥，当补足太阳井金至阴，以补其不足，辅以肝俞、心俞，和其津液，调和营卫，则自汗而解。

顾尚之以小建中汤和之，不须发汗，亦自汗而解。

（三）太阳兼证

【原文】太阳病，项背强几几，无汗，恶风，葛根汤主之。（31）

【增文】此为足太阳伤寒经气不舒也。当刺足太阳穴神堂、大杼、委中，督脉风府。

【提要】指出太阳伤寒兼太阳经气不舒的证治。

【析辨】太阳病,无汗恶风者,为足太阳伤寒证,兼见项背强几几,为风寒外束,经气不舒。徐灵胎曰:此以太阳将入阳明之经也。项背强几几、汗出恶风者,足太阳中风表虚;项背强几几、无汗恶风者,足太阳伤寒表实。表虚宜解肌,表实宜发汗。

此为足太阳伤寒经气不舒,太阳之脉满将连及阳明之经也,当刺足太阳神堂、大杼、委中,以祛表寒、通太阳经气。治项背强几几、无汗,配以风府,使足太阳经之邪气不传也。

【注】神堂:足太阳膀胱穴。主治:腰背脊强急不可俯仰,洒淅寒热,气逆上攻等。《铜人》针三分,灸五壮;《素注》针五分。

【原文】太阳与阳明合病者,必自下利,葛根汤主之。(32)

【增文】足太阳与手阳明合病而下利者,当刺足太阳与手阳明。

【提要】指出太阳阳明合病下利的治法。

【析辨】本证有风寒表实的足太阳经证,又有自下利的手阳明大肠经证,此时虽有外邪入里伤手阳明,但尚未化热,乃足太阳与手阳明表里同病。一般以发汗解表为先,使表解而阳明之里自和。此时当刺足太阳经以解表,再刺手阳明经原穴合谷,解表和里,使升降失常之表里之气得以自合。

【原文】太阳与阳明合病,不下利,但呕者,葛根加半夏汤主之。(33)

【增文】足太阳与足阳明合病而呕者,当刺足太阳与足阳明。

【提要】指出太阳阳明合病呕逆的治法。

【析辨】上条是足太阳与手阳明合病,故下利,本条是足太阳与足阳明合病,故呕逆。同是太阳阳明合病,一是足太阳和手阳明,二是足太阳和足阳明;一是邪犯大肠而自利,二是胃气上逆而呕逆。虽同是合病,病因相同而部位不同,症状不同,则辨证也就不同。

本条承上条继续讨论二阳合病,外邪内迫足阳明,只引起胃气上逆而发生呕逆,并未引起手阳明的下利。但邪犯阳明的基本病机则一致，因此，仍宜刺足太阳经穴以解表，再刺足阳明胃经合穴以治呕逆，平补平泻，以和里下其逆气。

【原文】太阳中风，脉浮紧，发热，恶寒，身疼痛，不汗出而烦躁者，大青龙汤主之。若脉微弱，汗出恶风者，不可服之。服之则厥逆，筋惕肉眴，此为逆也。(38)

【增文】当是足太阳伤寒兼肺胃有热也。宜解表清里热，刺足太阳解其表寒，针足阳明泻其内热，配手太阴使邪火下降。

【提要】指出太阳伤寒兼里热的证治，以及大青龙汤的禁例。

【析辨】足太阳伤寒，证见脉浮紧、发热恶寒、身疼痛、无汗。然出现不汗出而烦躁，是闭热于内，肺胃之热无处宣泄，证属表寒里热、表里俱实。治用大青龙汤外解表寒兼清里热。此时应刺足太阳以解其表，针足阳明上廉以泻其热，配手太阴经渠清上焦。

若证见脉微弱、汗出恶风者，是表里俱虚之证，不可服大青龙汤，服之则可因大汗而亡阳，致肌肤、经脉无所养，而出现手足厥逆、筋肉跳动等坏病症状。急补足少阴肾中之真阳，刺足少阴肾脉所注俞土太溪，灸气海七壮。

【注】经渠：手太阴肺脉所行为经金。主治：伤寒，热病汗不出，主疟寒热，胸背拘急，咳逆上气等。针入二分，留三呼，禁灸，灸伤神明。

太溪：一名吕细，足少阴脉所注为俞土。主治：伤寒手足厥冷，手足寒至节，热病汗不出，默默嗜卧，心脉沉等。男子、妇人病，有此脉则生，无则死。《素注》针三分，留七呼，灸三壮。

气海：主治伤寒，饮水过多，腹胀肿，四肢厥冷，中恶脱阳欲死，真气不足，脐下冷气痛等。《铜人》针八分，得气即泻，泻后宜补之。

【原文】伤寒脉浮缓，身不疼，但重，乍有轻时，无少阴证者，大青龙汤主之。(39)

【增文】为足太阳伤寒兼肺胃有热之轻证也，治法同上条。

【提要】继上条论述太阳伤寒兼里热轻证的变通表现及治法。

【析辨】继上条有发热恶寒，不汗出而烦躁等必有之症外，本条感邪较轻，则脉缓，身不疼，但重，乍有轻时，虽脉象，症状皆不典型，但大青龙证的基本特点具备，且无少阴病证，故仍可用前法。

魏念庭曰："身重一证，必须辨明。但欲寐而常重，则属少阴，误发其汗，变上厥下竭者，少阴热也；变筋惕肉瞤者，少阴寒也。上述证状若反与麻黄之散，石膏之寒，则真阳立亡。"

【原文】伤寒表不解，心下有水气，干呕，发热而咳，或渴，或利，或噎，或小便不利，少腹满，或喘者，小青龙汤主之。(40)

【增文】此乃表寒里饮之足太阳伤寒兼停水饮证。知犯何逆，随经治之。

【提要】论述太阳伤寒兼里停水饮的证治。

【析辨】柯韵伯曰："大青龙能化胸中之热气而为汗；小青龙能化心下之水气而为汗。小青龙证有恶寒、发热、无汗，脉浮紧等足太阳伤寒之证。里有干呕，气喘，或咳，或噎，或利的水饮泛滥之证。统称足太阳伤寒兼停水饮证。水饮内停，侵犯各脏腑时所表现的证候也不同，若水饮内停，不能化生津液则口渴；致胃气上逆，则干呕；干犯肺经，致肺失宣降，则咳嗽、气喘；水饮阻碍气机，上壅肺胃通道，则见咽喉噎阻；水饮趋于大肠则下利；水蓄下焦膀胱则小便不利而少腹满。水气内渍，所传经不一，则症状不同，针法各异。如水饮内停，水寒射肺，则取手太阴经；水留胃中，致胃气上逆，则取足阳明经；水渍肠间而下利，则取手阳明经，水蓄下焦，致膀胱气化失职的小便不利，下腹部胀满，则取足太阳经……。因此，针法以其水气犯何经，宜随经治之。"

【原文】伤寒，心下有水气，咳而微喘，发热不渴。服汤已，渴者，此寒去欲解也。小青龙汤主之。(41)

【增文】宜刺手太阴肺经尺泽、列缺，足太阳膀胱经肺俞。

【提要】再说太阳伤寒兼停水饮射肺的证治，指出药后及针后判断疗效的一个指征。

【析辨】本条有倒装文法，"小青龙汤主之"应接在"发热不渴"之后为一段，以承上条再论太阳伤寒和里停水饮射肺之证。所举咳嗽、轻度气喘、发热、口不渴等，是表邪不解，水饮内停，上逆于肺，肺气不利的表现，故仍当用小青龙汤为主治疗。此时，宜刺手太阴肺脉所入合水尺泽穴，手太阴络列缺穴，以止咳、降逆、定喘，配足太阳肺俞以解其表。

服小青龙或针刺后，如何知道是否有疗效？仲景在本条提出可以从病人的口不渴变为口渴进行判断。如病人口不渴，为寒饮不化，里无邪热。治后口渴，反映寒饮得以温化，病有向愈之机。此时发热之后，温解之余，一时津液不足之故，只需少少与饮，以滋其燥，切忌大饮、冷饮，更非解后仍用小青龙也。

【注】尺泽：手太阴肺脉所入为合水。主治：汗出中风、寒热风痹、口干、咳嗽唾浊、上气呕吐、肺膨胀、喘满等。针三分，留三呼，灸五壮。

列缺：手太阴络，别走阳明。主治：咳嗽、汗出，实则胸背热、四肢肿。虚则胸背寒栗，少气不足以息。针二分，留五呼，泻五吸，灸七壮。

三、表郁轻证

【原文】太阳病，得之八九日，如疟状，发热恶寒，热多寒少，其人不呕，清便欲自可，一日二三度发，脉微缓者，为欲愈也。脉微而恶寒者，此阴阳俱虚，不可更发汗、更下、更吐也。面仅有热色者，未欲解也，以其不能得小汗出，身必痒，宜桂枝麻黄各半汤。(23)

【增文】足太阳荣卫两伤，此阴阳俱虚，宜解风散寒并用，刺风府、风池、肺俞。

【提要】指出太阳病日久不愈，可出现三种转归。论述足太阳荣卫两伤的证治。

【析辨】太阳病表郁轻证，即荣卫两伤可能出现三种转归：其一，病人日久不愈，热多寒少。如疟状，其人不呕乃未传少阳，大小便正常，为无阳明里热之证，脉象缓和，已不显现浮象，为正气来复，故其病证欲愈。其二，病人脉象阴阳俱虚，呈微弱之脉，恶寒重，是荣卫两伤，故不能用再发汗、攻下、涌吐等误治之法。其三，病人又见面红，身痒，是足太阳阴阳俱虚，既不能单纯解肌，又不可一味汗解，宜解风散寒并用。故仲景合麻桂两方为一方，变大制为小制，且不使药过病，以伤其正也。当刺风府、风池、肺俞，以清解其表，中风伤寒并治。

【原文】服桂枝汤，大汗出，脉洪大者，与桂枝汤如前法；若形如疟，一日再发者，汗出必解，宜桂枝二麻黄一汤。（25）

【增文】日再发者，仍属足太阳荣卫两伤，虽属轻邪，然终是中风偏重而伤寒偏轻，刺足太阳则愈。

【提要】指出太阳病服桂枝汤后两种转归。

【析辨】转归之一，今服桂枝汤而致大汗出，病人脉象洪大，但不见大热，烦渴等阳明里热征象，虽汗不如法，但未致变证，病仍在太阳之表，故仍从足太阳中风论治。

转归之二，若服汤后，发热恶寒呈阵发性，是太阳表仍为风寒所持，为太阳邪郁不解，但较上条为轻，盖因大汗已出过，故可小发营卫之汗，刺足太阳经则愈。取穴风池、肺俞、风门则愈。

【原文】太阳病，发热恶寒，热多寒少，脉微弱者，此无阳也，不可发汗，宜桂枝二越婢一汤。（27）

【增文】此为足太阳邪郁兼肺胃里热之轻证，宜轻刺足太阳肺俞、手太阴鱼际、手阳明上廉。

【提要】指出足太阳邪郁里热轻证的证治，针法及桂枝二越婢一汤禁例。

【析辨】本条有倒装文法"宜桂枝二越婢一汤"句，应接在"热多寒少"之后。

吴人驹曰："越婢者，发越之力如婢子之职，狭小其制，不似大青龙之张大也。"

本条发热恶寒，热多寒少，说明太阳之邪未解，兼证里有轻度郁热，可见到口渴、心烦等，与足太阳伤寒里热烦躁之大青龙证相类似，但轻重相差悬殊，不可混用。此时宜轻刺足太阳肺俞穴，以解表邪，手太阴鱼际及手阳明上廉穴以清肺胃之郁热。若上证见到脉象微弱，反映阳气大虚，虽发汗轻剂亦不可轻易使用，针风池以祛风，针手太阴经太渊穴以补气。阳虚脉微证，禁用桂枝二越婢一汤。

【注】太渊：肺脉所注为俞土，肺虚补之。《难经》曰："脉会太渊。"主治：咳嗽、乍寒乍热、肩背痛寒、喘不得息、脉细涩、振寒、卒遗失无度等。灸三壮，针二分，留三呼。

【原文】二阳并病，太阳初得病时，发其汗，汗先出不彻，因转属阳明，续自微汗出，不恶寒。若太阳病证不罢者，不可下，下之为逆，如此可小发汗。设面色缘缘正赤者，阳气怫郁在表，当解之、熏之；若发汗不彻，不足言，阳气怫郁不得越，当汗不汗，其人躁烦，不知痛处，乍在腹中，乍在四肢，按之不可得，其人短气但坐，以汗出不彻故也，更发汗则愈。何以知汗出不彻？以脉涩，故知也。（48）

【增文】足太阳病未解，传并于足阳明，而足太阳未罢者，名曰并病。若太阳证未罢者，为表未解，则不可下，当先刺足太阳，以解其表。再刺足阳明以清里热。若太阳证罢，阳明证具，法当泻足阳明。足阳明之经循面，色缘缘正赤者，当刺足太阳与足阳明双解里外之邪。汗出不彻，脉涩者，知阳气拥郁，法当解表清上焦热。

【提要】指出太阳发汗不彻，出现两种转归的证治。

【析辨】初病足太阳，发汗不及，不仅太阳病不解，且致病人于足阳明胃腑，而出现"续自微汗出"，不恶寒等足太阳与足阳明二阳并病的局面。当先刺足太阳，以解其表，再刺足阳明，以清里热。再者，病证仍在足太阳。病人所见满脸通红、烦躁、气喘、脉涩，知阳气拥郁，肺、胃二经并受邪，当刺足太阳，泻足太阴与足阳明则愈。

第三节　太阳病兼变证

一、辨证治则

【原文】太阳病三日，已发汗，若吐、若下、若温针，仍不解者，此为坏病，桂枝不中与之也。观其脉证，知犯何逆，随证治之。（16）

【提要】指出太阳病发生变证的原因、特点及治疗原则。

【析辨】患足太阳伤寒或中风证已有数日，已用过汗法、涌吐、攻下、温针等不当的方法进行治疗，不仅病症不愈，而且病情恶化，这就是坏病（即变证）。由于变证已经不属于足太阳表证，故桂枝等辛温解表剂不可再使用。应该全面辨明病症，按证立方，才可有效。可导致太阳病发生变证的原因有多种，常见的有汗不如法或汗失及时，或其他温针、火熏、误下、误吐等不当的治法。

太阳病的变证特点有三：其一，由太阳病变化而来，但已不属于太阳表证；其二，不属传经之变，似不能明确归入六经本证；其三，变证证候复杂多变，有成上、中、下三焦俱病的风温，有变证之间不具有规律性联系的疫疠、恶疾。因此，仲景示以禁治之法和"观其脉证，知犯何逆，随证治之"的原则。

二、辨汗下后虚实证

【原文】发汗后，恶寒者，虚故也。不恶寒，但热者，实也。当和胃气，与调胃承气汤。（70）

【增文】虚者当补足太阳井金，实者当泻手阳明上廉穴。

【提要】指出汗不如法，可引起足太阳虚及足阳明实的不同变证。

【析辨】足太阳病而汗不如法，可以起虚实不同之变证。素体阳虚，汗过伤阳，故见畏寒喜暖，当取足太阳膀胱经井穴至阴，以补其阳气不足。若病人素体阳盛，汗后外邪由表入里，传至足阳明经，每可伤津化燥，转属阳明胃家实证，为足阳明腑实初结者，非手阳明腑实燥结者，故汗出不恶寒但热，邪入于胃腑而未成手阳明腑实也。不可峻攻，法当和胃气，从阳明治，刺上廉泄胃家实热。

【原文】下之后，复发汗，必振寒，脉微细。所以然者，以内外俱虚故也。（60）

【增文】灸关元，针足三里，补三阴交，以阴阳两补为法也。

【提要】指出误下后复发汗，致阴阳两虚的变证及治法。

【析辨】误下后又复用发汗剂，再为攻邪而伤正。成无己曰："发汗则表虚亡阳，下之则里虚亡血，振寒者，阳气微也；脉微细者，阴血弱也。"故证属阴阳两虚，自当阴阳两补。

急灸脐下三寸关元穴。关元乃足三阴、任脉之会，固阳之力甚大，补足少阴、太阴、厥阴之会穴三阴交，使经脉虚耗不行者得补益则通。刺足三里以救后天。使谷气和则阳气通。本法有如人参益阴，附子回阳之功效也。

【注】关元：任脉穴，足三阴，任脉之会穴，小肠之募。主治：寒气入腹痛，风眩头痛，妇人带下，积冷虚乏，奔豚扰心等。《素注》针一寸二分，留七呼，灸七壮。又云：针二寸。《铜人》针八分，留三呼，泻五吸，灸百壮。

三阴交：足太阴脾经穴，足三阴经之会穴。阴血，血当补不当泻。主治：脾胃虚弱、四肢不举、小便不利、食不化、手足逆冷、经脉闭塞不通等。《铜人》针三分，灸三壮。

三、辨寒热真假

【原文】病人身大热，反欲得衣者，热在皮肤，寒在骨髓也；身大寒，反不欲近衣者，寒在皮肤，热在骨髓也。（11）

【增文】寒在骨髓，为表热里寒；热在骨髓，为表寒里热也。知其内外虚实寒热，可随证治之。

【提要】举例说明辨寒热真假的要点。

【析辨】辨别寒热在表或在里和寒热的真假，在临床有着很重要的意义。病人身大热，反怕冷，欲穿衣，是表热里寒的外假热里真寒证。病人身大寒，反不怕冷，不想穿衣，是表寒里热的外假寒里真热证。因此，寒热的真假，标本的识别，是本条的要点。

【原文】太阳病，当恶寒，发热，今自汗出，反不恶寒，发热，关上脉细数者，以医吐之过也。一二日吐之者，腹中饥，口不能食；三四日吐之者，不喜糜粥，欲食冷食，朝食暮吐，以医吐之所致也，此为小逆。(120)

【增文】宜补足阳明经火解溪，合土足三里。

【提要】指出太阳表证误吐后伤及胃阳的变证与针法。

【析辨】太阳表证，不施汗解而误用吐法，而发生损及胃肠的变证。病人出现汗自出，不恶寒，发热，关脉细数等。在发病一二日病浅时误吐，仅出现腹中饥，但不能多食等症，表明胃气已伤，当和胃气；发病三四日误吐，则出现想进冷食，朝食暮吐的胃肠虚燥，伤及胃阳的真寒假热之证。虽无大害，亦为小逆。因此，此时宜补足阳明胃脉所行之经火解溪穴，所入合土足三里穴，必治胃中虚寒，胃阳伤，推而扬之，以伸元气。

【注】解溪：足阳明胃脉所行为经火，胃虚补之。主治：头面浮肿、厥气上冲、腹胀、目眩等。《铜人》灸三壮，针五分，留三呼。

【原文】病人脉数，数为热，当消谷引食，而反吐者，此以发汗令阳气微，膈气虚，脉乃数也。数为客热，不能消谷，以胃中冷，故吐也。(122)

【增文】当刺足阳明解溪穴、足三里穴。

【提要】指出发汗引起胃中虚冷变证的证治。辨脉所主寒热真假。

【析辨】因发汗不当致胃中虚冷，其证有胃气上逆之呕吐，由于脉象数而见虚象，数为客热，寒为真寒，是浮热在上，虚冷在下之胃阳虚也。故当补足阳明。

若胃热脉数，必数而有力，且必消谷引食，当泻足阳明。

四、辨汗下先后

【原文】本发汗，而复下之，此为逆也；若先发汗，治不为逆。本先下之，而反汗之，为逆；若先下之，治不为逆。（90）

【提要】指出辨证施治，当汗下先后有序，若先后反用，则属误治。

【析辨】治疗外感病，必先辨病证之表里、轻重、缓急而施治。如表证急者，即宜汗，里证急者，即宜下，虽不可拘之于先汗而后下，然汗下得宜，才为正治。如内寒外闭，虽有轻度内结，宜辛温发散而不宜下；如表证轻而里证急重，亦当先用攻下而后汗，若当先攻下，反用汗法，也为误治，亦易产生变证。

本条提示病有轻重，证有缓急，故治分先后，亦有标急治标，标本兼治之法。若治法得宜，先后不失，则不易产生变证。

【原文】伤寒，医下之，续得下利清谷不止，身疼痛者，急当救里；后身疼痛，清便自调者，急当救表。救里宜四逆汤，救表宜桂枝汤。（91）

【增文】若不瘥，救里宜灸足少阴太溪、足太阴大都；救表宜刺风池、至阴。

【提要】指出太阳病误下后，辨表里先后缓急的治法。

【析辨】外感风邪之太阳病，当先解表，今反误用攻下，患者出现下利清谷不止，为病证由太阳之表内传少阴之里。现虽有身疼痛等表证未除见证，但因虚寒里证急重，已无暇顾及解表，急当救里，宜用四逆汤回阳救逆。若不瘥，急灸足少阴俞土、太溪穴，以救少阴之急，再灸足太阴荥火、大都以固后天之本，则阳气下脱可止，阳回利止，可刺风池、至阴解表回阳，或用桂枝汤和之。

【注】大都：足太阴脾经所溜为荥火，脾虚补之。主治：伤寒手足逆冷、腹满善呕、吐逆目眩等。《铜人》针三分，灸三壮。

【原文】病发热，头疼，脉反沉，若不瘥，身体疼痛，当救其里，宜四逆汤。（92）

【增文】若不瘥，刺足太阳井金至阴，足少阴经金复溜则愈。

【提要】太少两感，表里同病里证为甚，当先治里。

【析辨】病发热、头疼应属太阳表证，脉象当浮，今脉象沉而不浮，与表证不符，故原文用一"反"字。本证系表里同病，足太阳与足少阴两感，但以少阴里虚为急重，其虽见身疼痛，表证不解，亦不可发汗解表，此阳虚阴盛可知，宜用四逆汤回阳散寒先救里虚，或急补足太阳至阴穴，足少阴复溜穴。因足太阳与足少阴相为表里，阳弱里虚同治，不解表而表解矣。

五、热证（太阳下后伤及足阳明）

（一）栀子豉汤类证

【原文】发汗后，水药不得入口，为逆；若更发汗，必吐下不止。发汗吐下后，虚烦不得眠，若剧者，必反复颠倒，心中懊憹，栀子豉汤主之；若少气者，栀子甘草豉汤主之；若呕者，栀子生姜豉汤主之。（76）

【增文】此汗吐下后邪热客乘胸膈，伤及足阳明也。宜清上焦热，降和胃气。

【提要】指出汗吐下后热扰胸膈，伤及足阳明的证治。

【析辨】汗吐下后，出现虚烦，是热邪内陷，虽无实邪，却有火热之郁。"虚"非指正气之"虚"，乃是与有形之"实"邪相对而言，心中懊憹，即心中欲吐不吐，烦扰不宁。其轻者，心烦不得眠；其重者，必反复颠倒。这就是邪热客乘胸膈，伤及足阳明。火郁当清之、发之，顺其势以清其热，故用栀子豉汤类也。

此时宜针手少阳所入合土天井穴以泻胸膈之热，若呕者泻足阳明胃经，若少气者，刺手厥阴。

【注】天井：手少阳三焦脉所入为合土，三焦实泻之。主治：心胸痛、咳嗽上气、寒热凄凄不得卧、短气不得语、悲伤不乐等。《素注》

针一寸，留七呼；《铜人》灸三壮；《明堂》灸五壮，针二分。

内关：手厥阴心主之络，别走少阴。主治：心痛、失志，实则心暴痛泻之，虚则头强补之。《铜人》针五分，灸三壮。

【原文】发汗，若下之，而烦热，胸中窒者，栀子豉汤主之。(77)

【增文】此汗下后客热上焦，仍宜清宣火邪。宜刺手太阴，手少阳。

【提要】指出热郁胸中，气机不畅的治法。

【析辨】肺主胸中，足太阳病误汗下后，影响于手太阴经，出现"烦热，胸中窒"的证候，反映了火郁之邪，影响了上焦肺经气分，因此，宜升降上下，泻手太阴肺经尺泽穴，以清肺经火邪，取手少阳天井穴泻上焦壅塞。此法与栀子豉汤清宣火邪同理也。

【原文】伤寒五六日，大下之后，身热不去，心中结痛者，未欲解也，栀子豉汤主之。(78)

【提要】火郁于胸膈之重者。

【析辨】邪已入里化热，心里结痛。虽轻于结胸，而甚于懊憹，此乃热结胸膈之重者。治同上法。

【原文】伤寒，下后，心烦，腹满，卧起不安者，栀子厚朴汤主之。(79)

【增文】若不瘥，刺天井、上廉、尺泽。

【提要】指出热扰胸膈兼腹满的证治。

【析辨】伤寒误下后，使表邪有内陷化热之机，热留于胸膈则心烦，留于胃则卧起不安，留于腹则腹满，然无疼痛拒按，大便不通等阳明腑实，犹是无形邪热郁结于三焦，宜刺尺泽清上焦肺热，上廉理中焦，天井三焦烦热通治。此法与栀子厚朴汤之治法相近似。

【原文】伤寒，医以丸药大下之，身热不去，微烦者，栀子干姜汤主之。(80)

【增文】宜刺手太阴、足阳明。

【提要】指出热扰胸膈兼中寒下利的证治。

【析辨】太阳伤寒，误下后使中焦虚寒，常见下利、腹满疼痛等；误下邪热郁于上焦胸膈，故身热不去。因此，刺上焦手太阴尺泽穴以清邪热，取足阳明合土足三里以复中焦损伤之气，此乃清上温中之法也。

【原文】凡用栀子汤，病人旧微溏者，不可与服之。(81)

【增文】仍宜刺手太阴、足阳明。

【提要】指出栀子汤禁例。

【析辨】病人素有大便溏稀者，是脾虚胃弱体质，虽见有烦热懊憹等，用之则导致中阳虚寒，使溏泄更甚，因此，当慎之。然上郁证明确又兼有中焦不足时，或可用栀子干姜汤与上条相同针法并用之。

综上所述，太阳病误汗吐下后除有"虚烦"主证以外，其兼证则有少气、呕吐、胸中窒、心中结痛、腹满卧起不安等证。因其病位大多都不离胸脘，其所涉及的经络有手太阴肺经、手少阳三焦经、足阳明胃经、手厥阴心包经……而又都是由于太阳病误汗吐下后所致的变证及兼证，故将栀子豉汤类的有关病证列于太阳篇中，而位于中焦的胃脘部最易受热邪干扰，故在阳明篇中亦可见到栀子汤证。

(二)麻杏石甘汤证(汗下后肺热作喘证)

【原文】发汗后，不可更行桂枝汤，汗出而喘，无大热者，可与麻黄杏仁甘草石膏汤。(63)

【原文】下后，不可更行桂枝汤，若汗出而喘，无大热者，可与麻黄杏仁甘草石膏汤。(162)

【增文】此乃汗下后肺热作喘也。宜针手太阴尺泽、经渠、足太阳肺俞。

【提要】指出汗下后，邪热壅肺作喘的证治。

【析辨】两文相近，故合并作解。文中"不可更行桂枝汤"应接在

"无大热"之后，属倒装文法。

风寒在表，肺有蕴热时，若用辛温发汗，则使肺热加重。肺失清肃，肺热蒸腾，故见汗出而喘，"汗出而喘"，但不恶风寒，反映表无寒邪，并非"汗出而渴"，也不是阳明证，乃是肺热作喘，另有"无汗而喘"的太阳表实。本证则是表邪已解，热壅迫肺，肺失清肃而作喘，故治重在清宣肺热，而不在发汗解表。此乃汗下后，肺热加重，邪热壅肺作喘。宜泻手太阴肺经尺泽、经渠，清宣上焦肺热，配足太阳膀胱经肺俞，以定喘缓急，从阳引阴也。

（三）白虎加人参汤证（汗后热邪转属足阳明证）

【原文】服桂枝汤，大汗出后，大烦渴不解，脉洪大者，白虎加人参汤主之。（26）

【增文】刺手阳明上廉，以去胃中热，配足三里，生津以止烦渴也。

【提要】指出太阳中风汗后，足阳明热盛，气阴两伤的证治。

【析辨】太阳中风服桂枝汤后，汗不得法大汗出如水流漓，是伤津助热，以致热邪转属足阳明经，足阳明热盛，气阴两伤，则其人大烦渴不解。脉见洪大，是足阳明里热蒸腾，气血涌盛之象，然气阴不足，故脉虽洪大而按之软，说明已气液两伤。

成无己曰："大汗出，脉洪大而不渴，邪气犹可在表……若大汗出，脉洪大，而烦渴不解者，表里有热……"

因此，大烦渴，为足阳明证，是汗后热邪已入足阳明，津液为大汗所伤，胃中干燥而热盛，宜刺阳明经上廉，以去胃中邪热，配合足三里，生津以止烦渴也。

（四）葛根黄芩黄连汤证（足太阳、手阳明两解表里之变法）

【原文】太阳病，桂枝证，医反下之，利遂不止。脉促者，表未解也。喘而汗出者，葛根黄芩黄连汤主之。（34）

【增文】此乃足太阳之邪已传手阳明之里也。宜刺大肠俞、小肠俞、手阳明俞木三间，以两解表里之热。

【提要】指出阳明里热挟太阳表邪下利的证治。

【析辨】足太阳中风邪在表，如误下，故曰"反"，以致外邪内陷手阳明而下利不止，所以脉象浮缓变为脉象促。说明其人阳气盛，有抗邪外达之势，则表邪未能全部内陷，故曰"表未解也"。既然太阳表邪未解，又有阳明里热不利，故称此证为"协热利"。表里之热迫肺，肺气不利则喘，热邪逼迫津液外越，故汗出。

二阳合病表实下利辨证关键在于无汗；太阳阳明协热下利辨证关键在于有汗。此乃足太阳之邪已入手阳明之里，宜刺足太阳经大肠俞、小肠俞，先止协热之利，再刺手阳明经三间以清阳明之热。此乃足太阳手阳明两解表里之针法也。

【注】大肠俞：足太阳穴。主治：大肠寒热、泄利脓血、腹中气胀、大小便不利、绕脐切痛等。《铜人》针三分，留六呼，灸三壮。

小肠俞：足太阳穴。主治：膀胱、三焦津液少，小便赤不利，泄利脓血，五色赤痢下重，大小肠寒热，小腹胀满等。《铜人》针三分，留六呼，灸三壮。

三间：手阳明大肠脉所注为俞木。主治：伤寒气热、肠鸣洞泄、气喘、胸腹满、唇焦口干等。《铜人》针三分，留三呼，灸三壮。

（五）黄芩汤与黄芩加半夏生姜汤证（太阳、少阳合病之下利证）

【原文】太阳与少阳合病，自下利者，与黄芩汤。若呕者，黄芩加半夏生姜汤主之。（172）

【增文】太少合病下利，刺足太阳，手少阳与手阳明经，若呕者，邪热上逆于胃，当刺足阳明。

【提要】指出足太阳手少阳合病下利或呕的证治。

【析辨】两经同时发病，而无次第之分称"合病"。本条之"太阳与少阳合病"，当以手少阳为主。手少阳与足太阳合病火郁弥漫三焦，内迫足阳明逆于胃则呕；下趋手阳明里急泻下于大肠则下利，故称"自下利"。

成无己曰："太阳阳明合病，下利为在表，当与葛根汤；阳明少阳合病，下利为在里，可与承气汤。此太阳、少阳合病，下利为在半表半里，非汗下所宜……"宜刺足太阳小肠俞，手阳明三间，手少阳天井，以清热止利，和解三焦。若呕者，刺足阳明三里以降逆止呕。

六、虚寒证

（一）心阳虚证

1. 心阳虚证（桂枝甘草汤证）

【原文】发汗过多，其人叉手冒心，心下悸，欲得按者，桂枝甘草汤主之。（64）

【增文】汗多亡阳，宜补手少阴心脉之络通里，足太阳至阴穴。

【提要】指出汗多伤心阳的证治。

【析辨】太阳病发汗过多，内伤心阳，又，汗为心之液，汗多易伤阳。以致病人心中悸动不安，乏力少气。故宜补心阳为主，足太阳为阳中之阳，汗多亦伤足太阳之阳气。当补手少阴心经通里穴以补心阳，刺足太阳至阴穴以调阳中之阳。

2. 心肾阳虚证（桂枝甘草龙骨牡蛎汤证）

【原文】火逆下之，因烧针烦躁者，桂枝甘草龙骨牡蛎汤主之。（118）

【增文】此浮阳于上，阴陷于下，当刺手少阴、足少阴，灸厥阴俞，使上下阴阳相交，而烦躁自平。

【提要】指出心肾阳虚烦躁的证治。

【析辨】本因火疗而治逆，又行攻下之法，一误再误，尤其烧针劫汗，一则可迫使汗液外泄损伤心阳，二则可使阴陷于下，浮阳于上，心肾阴阳不能相交，故生烦躁之证。治以桂枝龙骨牡蛎汤，补心阳以重镇交通心肾。

当刺足少阴太溪以治躁，针手少阴通里以治烦，灸厥阴俞亦可治烦躁，使上下阴阳之气交泰，则虚火散而心神宁。

3. 火迫亡阳证（桂枝去芍药加蜀漆龙骨牡蛎救逆汤证）

【原文】伤寒，脉浮，医以火迫劫之，亡阳，必惊狂，卧起不安者，桂枝去芍药加蜀漆龙骨牡蛎救逆汤主之。（112）

【增文】火劫亡阳，急灸手少阴心脉井木少冲穴、通里穴，刺手厥阴经间使。

【析辨】伤寒脉浮，误以火劫汗，必汗出过多，使心神受伤而亡阳；又因心胸阳气不振，水饮痰邪乘机扰心，故见惊狂，卧起不安等。治当扶心阳，安神气，去痰邪为主。用桂枝去芍药加蜀漆牡蛎龙骨救逆汤。也可灸少阴心脉少冲、通里扶心阳，补心气，刺手厥阴心包经间使穴去痰邪，通心窍。

桂枝甘草汤证，桂枝甘草龙骨牡蛎汤证及本证，均属心阳虚，但证情有轻重之别。桂枝甘草为轻症，桂枝甘草龙骨牡蛎为心阳虚损较重又兼有心肾不交的证候，本证则心阳虚损更重，以致达到了亡阳的程度。

【注】少冲：手少阴心脉所出为井木，心虚补之。主治：胸心痛，痰气，上气嗌干渴，悲惊寒热等。《明堂》灸一壮；《铜人》针一分，灸三壮。

间使：手厥阴心包络脉所行为经金。主治：寒中少气、卒狂、怵惕、多惊、胸中澹澹、卒心痛等。《铜人》针三分，灸五壮；《明堂》灸七壮；《甲乙》灸三壮。

4. 奔豚证(桂枝加桂汤证)

【原文】烧针令其汗，针处被寒，核起而赤者，必发奔豚。气从少腹冲心者，灸其核上各一壮，与桂枝加桂汤，更加桂枝二两也。(117)

【增文】当灸内关、通里、中极，后服黑锡丹。

【提要】指出心肾阳虚致发奔豚的证治。

【析辨】肾之积曰"奔豚"，发则从少腹直冲心下，为肾气逆上乘心，从惊发得之。

烧针发汗，外寒从针处侵入，针处聚而成核，心阳本不足，因惊而更虚，肾中水寒之气乘虚上犯心胸，令脐下悸而发动为奔豚。奔豚发作时患者自觉有如奔跑中的猪从少腹上冲心胸至咽喉，发作欲死。其治当先以艾柱灸针处之赤核各一壮，用以温阳散寒，再灸手厥阴心包经内关以宽中通阳。灸手少阴通里以回阳补心气。后灸中极以散少阴寒水之结，制奔豚抢心之害。再与桂枝加桂枝汤、黑锡丹则愈。

【注】内关：手心主之络，别走少阴。主治：心痛、失志、中风热。《铜人》针五分，灸三壮。

中极：膀胱之募，足三阴、任脉之会。主治：奔豚抢心、阳气虚惫、小腹苦寒、冷气积聚、时上冲心、阴汗水肿等。《铜人》针八分，留十呼，得气即泻，灸百壮；《明堂》灸不及针，曰三七壮；《下经》灸五壮。

（二）阳虚兼水气证（茯苓桂枝甘草大枣汤证）

【原文】发汗后，其人脐下悸者，欲作奔豚，茯苓桂枝甘草大枣汤主之。（65）

【增文】肾气逆，水气初动，欲作奔豚，急灸足少阴所出井木以制水，灸石门以制肾之积，不使上凌抢心也。再灸通里温通心阳。

【提要】指出心阳虚，肾气逆欲作奔豚的证治。

【析辨】若发汗损心阳，心火衰则不能制水于下，若水气发动，表现为气从少腹上冲咽喉，今仅表现为脐下悸，是为肾中之水气初动，与阳气相搏，故云"欲作奔豚"，亦即奔豚的待发证候，其人有小便不利等水气不利证。

急灸足少阴涌泉、石门以制水化肾之积，不使水邪上逆，灸手少阴通里宁心扶虚，再用茯苓桂枝甘草大枣汤温通心阳，化气行水，共奏养心补阳利水化积之功。

【注】涌泉：足少阴肾脉所出为井木。主治：肾积奔豚、小便不利、少气、寒厥、喘促、惕惕如人将捕之、足胫寒而逆、烦心、善恐等。《铜人》针五分，灸三壮；《素注》针三分，留三呼。

石门：任脉穴，三焦募也。主治：伤寒、小便不利、奔豚抢心、气淋血淋、腹痛坚硬、水肿等。《铜人》灸二七壮，止一百壮；《甲乙》针八分，留三呼；《素注》针六分，留七呼；妇人禁针，禁灸。

1. 饮停中焦，水气上冲证（茯苓桂枝白术甘草汤证）

【原文】伤寒，若吐、若下后，心下逆满，气上冲胸，起则头眩，脉沉紧，发汗则动经，身为振振摇者，茯苓桂枝白术甘草汤主之。（67）

【增文】此水气上冲，必有伏饮是也，当刺足太阴脾经荥火大都，以补脾阳。再刺上脘，温阳和胃。后刺三阴交，利水以治微饮。

【提要】指出误用吐下，脾胃气虚，水气上冲的证治。

【析辨】太阳伤寒，误用吐下，伤害脾胃之阳，则脾失健运，不能制水，水饮上冲，因而见"心下逆满，气上冲胸"；饮停于中则满，逆于上则头眩，入于经则肾振振摇而动。《金匮要略》云："膈间支饮，其人喘满，心下痞坚，其脉沉紧。"又云："其人振振身瞤剧，必有伏饮是也。""脉得诸沉，当责有水。"脉沉是主水病，紧脉主寒，若吐若下，胃虚饮动所致，倘更发汗，伤其表阳，则变为动经。故可发生身体振摇颤动不能自持的证候。当以温药和之。治当补足太阴脾经荥火大都，以补脾阳，和其中。刺上脘，因上脘属胃，络脾，为足阳明、手太阳、任脉之会，以补中气，化水饮。《金匮要略》曰："夫短气，有微饮，当从小便去之……三阴交乃足三阴经之会，经脉闭塞不通，小水不利宜之。此乃治水气上冲，饮停中焦之针刺法也。"

【注】大都：足太阴脾脉所溜为荥火，脾虚补之。主治：伤寒手足逆冷、吐逆目眩、腹胀胸满、胃心痛等。《铜人》针三分，灸三壮。

上脘：一名胃脘，属胃，络脾，足阳明、手太阳、任脉之会，主治：翻胃吐食不下、痰多吐证、奔豚、伏梁、霍乱吐利、腹胀气满等。《铜人》《素注》针八分，先补后泻；风痫热病，先泻后补；日灸二七壮，至百壮。《明下》灸三壮。

2. 足太阳经气不利，水邪内停证(桂枝去桂加茯苓白术汤)

【原文】服桂枝汤，或下之，仍头项强痛，翕翕发热，无汗，心下满微痛，小便不利者，桂枝去桂加茯苓白术汤主之。(28)

【增文】足太阳经气不利，则水气内停于腑，故见小便不利，宜刺足太阳通阳利水。

【提要】指出水气内停，足太阳经气不利的治证。

【析辨】足太阳中风证汗下后，桂枝证仍在"头项强痛，翕翕发热，无汗"，是水邪郁遏太阳经中之阳气，似表而非表证。"心下满，微痛，小便不利"是水邪凝结于太阳腑，看似里实而非里实。若小便利，知病在表，仍当发汗，若小便不利，是病为在太阳之里，而非桂枝证未罢。但得膀胱经气得利，膀胱表里证悉除，则内停于腑之水气得除，故宜刺足太阳经通阳利水，取穴足太阳俞木束骨穴，以通阳利水，足太阴脾脉所入为合水之阴陵泉以健脾利水。膀胱水去，则太阳表证悉除。

【注】束骨：足太阳脉所注为俞木，膀胱实泻之。主治：头项痛、目眩身热、恶风寒、小便不利等。《铜人》灸三壮，针三分，留五呼。

阴陵泉：足太阴脾脉所入为合水。主治：寒热不节、小便不利、水胀腹坚、胸中热、气淋等。《铜人》针五分。

（三）汗后脾虚证（厚朴生姜半夏甘草人参汤证）

【原文】发汗后，腹胀满者，厚朴生姜半夏甘草人参汤主之。（66）

【增文】当刺足阳明三里，灸水分、大都。

【提要】指出汗后脾胃虚弱、气滞腹胀的证治。

【析辨】不当汗而汗，或发汗太过，均可伤害脾胃阳气。此证以伤害脾阳为主。《金匮要略》曰："病者腹痛，按之不痛为虚，痛者为实。""腹满时减，复如故，此为寒，当与温药。""腹满不减，减不足言，当须下之。"指出了腹满辨虚实的要点。本证是脾虚气滞引起的腹满，故多按之不痛，并且有腹满时减，复如故的特征。当灸足太阴大都以补脾阳，配水分以散结分清浊。针足阳明三里以调和中土，以足阳明与足太阴相表里，故宜消补兼施，散饮和胃，健脾温运为主。

【注】水分：一名分水，任脉穴。主治：水病，腹坚肿如鼓，肠胃虚胀、肠鸣状如雷声、上冲心、不嗜食等。《素注》针一寸。《铜人》针八分，留三呼，泻五吸。水病灸大良。又云：禁针。《明堂》水病灸七壮，针五分，留三呼。

1. 伤寒中气虚证（小建中汤证）

【原文】伤寒二三日，心中悸烦者，小建中汤主之。（102）

【增文】亦可刺足太阳心俞、足阳明三里、督脉神道。

【提要】指出里虚伤寒，心悸而烦的证治。

【析辨】伤寒二三日，未经误治即见心中动悸，神烦不安者，大多为里气先虚，心脾失所养，气血双亏，复被邪扰而成。虽有表证，亦不可汗。盖心悸阳已微，心烦阴已弱，攘外须先安内，所谓急则治其标，故宜小建中汤建其中，兼调营卫也。亦可针刺足三里补中气，取心俞以内益气血，外和营卫。配神道穴解表以治悸烦，故针法亦有表里兼顾之妙。

【注】神道：督脉穴。主治：伤寒发热、头疼恍惚、惊悸等。《铜人》灸七壮，禁针；《明堂》灸三壮，针五分；《千金》灸五壮。

2. 表证未解里虚寒之下利证（桂枝人参汤证）

【原文】太阳病，外证未除，而数下之，遂协热而利，利下不止，心下痞硬，表里不解者，桂枝人参汤主之。（163）

【增文】太阳病表未解，反数下之，则外热乘之，乃成虚痞下利之证，当刺足阳明、足太阳、手阳明、足太阴，以表里双解法治之。

【提要】足太阳病数下后致脾胃虚寒而表邪不解。

【析辨】太阳病，未用汗法解表，反屡用攻下，则表邪不去反伤脾胃之阳气。清阳即陷，则浊阴上逆，而致心下痞硬，脾阳伤重运化失职，则下利不止。表证未解的下利为"协热利"，治宜桂枝人参汤。当刺足太阳大肠俞、手阳明合谷、足阳明三里，以温中解表，固肠止利。再刺足太阴阴陵泉，补脾阳以分清浊。

（四）汗下后肾阳虚证（干姜附子汤证）

【原文】下之后，复发汗，昼日烦躁不得眠，夜而安静，不呕，不渴，无表证，脉沉微，身无大热者，干姜附子汤主之。（61）

【增文】当灸气海、关元、肾俞以回阳救逆。

【提要】指出肾阳虚的烦躁证治。

【析辨】病在太阳，先下而后汗，为治疗失序，下虚其里，汗虚其表，表里俱虚，虚不胜邪，故昼日烦躁不得眠。今不呕、不渴，无表证，脉沉微，身无大热者，说明阴寒内盛，阳气大虚，然还没达到亡阳的程度。宜急救回阳，用干姜附子汤。

此时当急灸任脉之气海穴，盖气海为男子生气之海，脏虚气惫，真气不足灸之立效。佐关元驱下焦阴寒，回欲脱之元阳，配足少阴肾俞通阳，补肾中之真阳。

本法也常用于暴寒伤阳，心腹冷痛，四肢厥冷。中恶脱阳欲死，奔豚七疝，月事不调，小儿遗尿，真气不足，一切气疾久不瘥等症。

汗下后阴阳俱虚证(茯苓四逆汤证)

【原文】发汗，若下之，病仍不解，茯苓四逆汤主之。(69)

【增文】当灸神阙、关元，针复溜、肾俞。

【提要】指出汗下后阴阳俱虚烦躁证治。

【析辨】本为太阳病，汗下不得法则阴阳两伤。"病仍不解"，非太阳病不解，而是忽增出烦躁之证。太阳与少阴相为表里，汗伤阳，下伤阴，误治太阳，极易伤少阴。少阴为水火之脏，阴阳之根。少阴内虚，阴阳俱不足，故见烦躁不宁。本证属阴阳俱虚之烦躁，与阳虚阴盛昼日烦躁，夜而安静有所不同。当急灸神阙、关元百壮以回阳，补复溜、肾俞以救阴，后服茯苓四逆汤回阳益阴，阴阳双补。

本法也常用于汗注不止、脉微细不见、或无脉、四肢肿、腹中虚冷、腰痛、中风脱症、泻利不止、四肢无力、小便不利等症。

【注】神阙：主治中风不省人事、腹中虚冷、泻利不止、腹痛绕脐、脱肛等。《素注》禁针，灸三壮；《铜人》灸百壮。

(五)寒水内侵，阳虚水泛证(真武汤证)

【原文】太阳病，发汗，汗出不解，其人仍发热，心下悸，头眩，身瞤动，振振欲擗地者，真武汤主之。(82)

【增文】此乃汗后寒水内侵，伤足少阴阳气，宜先治水，刺足少阴脉俞土太溪，足太阳脉合水阴陵泉，再刺足太阳心俞、肾俞。

【提要】指出寒水内侵，阳虚水泛证治。

【析辨】太阳病在表，其人本虚，误汗或汗不得法，必内伤少阴阳气，若虚阳外越，所以其人仍发热而心下悸，坎阳外亡，肾水凌心，则同时出现振振欲擗地，头眩身瞤之证。本证重点在于误汗伤阳，寒水内侵，足少阴阳虚证候明显，当以温阳利水为主，治以真武汤。若不瘥，刺足少阴太溪、足太阴阴陵泉补土温阳利水。再刺足太阳心俞、肾俞，降火利水，水气下降，外热则因之亦解。

本证与脾胃气虚，水气上冲的苓桂术甘汤证均属阳虚水停，本证重点在于肾阳虚，病势重；彼证病变重点在于脾阳虚，病势轻。辨证不同，则治法亦有不同。

七、阴阳两虚之标本缓急证

（一）阴阳两虚之标本缓急证（甘草干姜汤证，芍药甘草汤证）

【原文】伤寒，脉浮，自汗出，小便数，心烦，微恶寒，脚挛急，反与桂枝汤攻其表，此误也。得之便厥，咽中干，烦躁吐逆者，作甘草干姜汤与之，以复其阳；若厥愈足温者，更作芍药甘草汤与之，其脚即伸；若胃气不和，谵语者，少与调胃承气汤；若重发汗，复加烧针者，四逆汤主之。（29）

【增文】此属阴阳两虚之人感受寒邪，误汗后，当先复其阳，先灸关元、气海，待阳回厥愈后，再行滋阴养血之法，针复溜、肾俞。若阳复太过，则发生胃中不和的谵语之证，泻手阳明上廉则安。若重发汗，伤少阴阳气者，又当急救关元、肾俞以救逆。

【提要】指出伤寒挟虚误汗的变证及随证救治法。

【析辨】伤寒阴阳两虚，误汗后犯虚虚之戒。阳虚不能温四末，则手足逆冷，下焦虚寒则小便数，阴液不能上滋，则咽干、心烦，阴液不足则脚挛急，此乃误治后阴阳俱虚，错综复杂之证。治疗当分标本缓急而治有先后。因其以阳虚为急，当先复其阳，急救关元、气海，用方甘草干姜汤。待阳回厥愈后，再行滋阴养血，使筋脉得以濡润，针复溜、肾俞穴，补肾阳濡养血脉，则脚挛急能以缓解，用方芍药甘草汤，酸甘化阴。若阳复太过，胃家津液干少，又服辛辣之药，以致足阳明内结不和谵语。针刺手阳明上廉，以泻其热和其胃气。若重发汗，复加烧针，伤少阴阳气者，又当灸关元、肾俞回阳救逆，实是四逆汤证的变通治法。

以上用针用药次第，先热后寒，先补阳，再化阴，似逆而实顺，再清热复救逆，泻热和胃与回阳救逆，虽是阳明篇及少阴病篇之治法，今见于太阳篇，可见伤寒辨证，变化万千，切不可泥于传经之路线而误人匪浅。

（二）汗后阴阳两虚证（芍药甘草附子汤证）

【原文】发汗，病不解，凡恶寒者，虚故也，芍药甘草附子汤主之。（68）

【增文】当灸神阙、关元、肾俞、复溜。

【提要】指出汗后阴阳两虚的证治。

【析辨】本条为汗后阴阳两虚，与69条汗下后阴阳两虚而烦躁略有不同，此营卫俱虚，卫阳虚不能温煦肌表，故恶寒反剧。阴虚筋脉失于濡润，则见脚挛急（参见29条），阴阳两虚，则脉细微（参见60条），用方以芍药甘草汤。针灸之法同69条，仍以扶阳益阴为主。

（三）脉结代，心动悸症（灸甘草汤证）

【原文】伤寒，脉结代，心动悸，灸甘草汤主之。（177）

【增文】宜刺手少阴心之脉通里补心血，手太阴俞土太渊以补肺气。《难经》曰："脉会太渊。"故曰："寸口者，脉之大要会，脉病治此，辅以心俞，通阳调气血为先也。"

【提要】指出心阴阳两虚的证治。

【析辨】平日气血衰微，不任寒邪，今不见伤寒表证，却见脉结代、心动悸的脉证。说明病虽在太阳而内累手少阴，太阳感寒，若少阴内虚，则易出现心悸之证，也有心主素虚，复感风寒而见心悸脉结代者。治以灸甘草汤补阴阳，调气血，复脉为先。或针刺手少阴通里补心血，补手太阴俞土太渊穴以补气复脉。灸足太阳心俞以通心阳，调气血，总以补中生血复脉为急务也。

《医宗金鉴》曰："心动悸者，谓心下筑筑，惕惕然动而不安也。若因汗下多虚，不因汗下多热；欲饮水小便不利者属饮；厥而下利者属寒……今病伤寒，以其人平日血气衰微，不任寒邪，故脉不能续行也。"

【原文】脉按之来缓，时一止复来者，名曰结；又脉来动而中止，更来小数，中有还者反动，名曰结，阴也。脉来动而中止，不能自还，

因而复动者，名曰代，阴也。得此脉者，必难治。（178）

【提要】指出辨心动悸、脉结代的证治与预后。

【析辨】结代脉属间歇脉，即促脉、结脉、代脉三种。其中促脉为数而中止者；结代脉为缓而中止的脉象；结脉歇止时间短，能以自还，复来之脉略数；代脉歇止时间长，不能自还，复动而不见小数者，为代脉。结代脉多由少阴阴阳气血双虚，鼓动血脉无力所致，故属阴脉。也有后世医家把止无定数的称结脉，止有定数的称代脉。

结代之脉，不仅见于虚证，亦可见于痰食阻滞、跌仆重伤、七情惊恐等证，未可断其必死。痰食者化痰补气；跌仆者化瘀止血；七情惊恐者，或补心，或安神，或补肾，或重镇，总之要知犯何逆，随证治之。

八、足太阳病蓄水证

【原文】太阳病，发汗后，大汗出，胃中干，烦躁不得眠，欲得饮水者，少少与饮之，令胃气和则愈。若脉浮，小便不利，微热消渴者，五苓散主之。（71）

【增文】此属足太阳表里同病。外邪入里，气化不能，水蓄于内，成足太阳膀胱蓄水之证。刺足太阳承山，以治伤寒水结，加膀胱俞、阴谷，通调水道，灸三焦之募石门以利下焦之水。

【提要】指出足太阳蓄水证的病因和证治。

【析辨】太阳病过汗或汗不如法，汗出过多，则可能出现两种变化。其一，出现烦躁不得眠，渴欲饮水，是损耗津液，胃中阴液一时不足，此时只需少少予服汤水，至胃津恢复，证证自除。其二，病人表现为表邪不解的脉浮，微热，口渴多饮，小便不利，为外邪入里，膀胱气化不宣，水蓄于膀胱腑，证虽属表里同病，然以成足太阳蓄水证，宜化气利水，兼以解表，用方五苓散。针刺足太阳膀胱经承山，得气即泻，以治伤寒水结。加膀胱俞通阳解表，刺足少阴所入合水阴谷通调水道。灸石门以利下焦，双解表里。共奏化气利水，通里达表之功。

【注】承山：一名鱼腹，足太阳膀胱脉穴。主治：伤寒水结、霍乱、

转筋等。《铜人》灸五壮，针七分；《明堂》针八分，得气即泻，速出针，灸不及针，止六七壮。

阴谷：足少阴肾脉所入为合水。主治：小便急引阴痛、溺难、烦逆、阴痿等。《铜人》针四分，留七呼，灸三壮。

【原文】发汗已，脉浮数，烦渴者，五苓散主之。(72)

【提要】补述足太阳蓄水证的重要脉证。

【析辨】本条属补述性条文，故有省文。

上条言蓄水证脉浮，本条补充脉浮数；上条证列消渴，本条又述心烦口渴。两条参看互补，足太阳蓄水证才能明辨。针同上法，去石门之灸，加肺俞。以脉浮数，烦渴，当开太阳为要，以宣上为通下也。

【原文】中风发热，六七日不解而烦，有表里证，渴欲饮水，水入则吐，名曰水逆，五苓散主之。(74)

【增文】水逆之为病，宜利足太阳脉，取穴三焦俞、承山、肺俞。

【提要】指出蓄水重证水逆的证治。

【析辨】证属足太阳表证仍在，但蓄水已成，故称"有表里证，渴欲饮水，水入则吐"，虽然兼有表证，而重在水逆。本证已成为足太阳蓄水之重症，故针刺足太阳经脉各俞穴，以通阳化水，降逆散结为主。

【注】三焦俞：足太阳膀胱经穴。主治：伤寒头痛、腹胀肠鸣、饮食吐逆、水谷不化等。《铜人》针五分，留七呼，灸三壮；《明堂》针三分，灸五壮。

【原文】伤寒，汗出而渴者，五苓散主之；不渴者，茯苓甘草汤主之。(78)

【增文】汗出而渴，足太阳蓄水，当刺足太阳经；汗出不渴，水停中焦，当刺足阳明、足太阴。

【提要】指出水停中焦，与水蓄下焦的鉴别点。

【析辨】足太阳伤寒，水蓄下焦，水不化津，津不上承，故见口渴；

当到足太阳经；水饮停于中焦脾胃，水津尚能敷布，则口不渴。不渴者，茯苓甘草汤主之。当刺足阳明三里穴，足太阴所行经金商丘穴，以温中实脾化饮。

【注】商丘：足太阴脾脉所行为经金。主治：气逆、腹胀、寒热好呕、气壅、脾积痞气等。《铜人》灸三壮，针三分。

【原文】太阳病，小便利者，以饮水多，必心下悸，小便少者，必苦里急也。（127）

【提要】再辨足太阳水停中焦与水蓄下焦。

【析辨】足太阳病，小便利，是水停中焦，易出现胃脘部悸动不安；若饮水多而小便少，又见小腹部急迫胀满，则是水蓄膀胱腑，膀胱气化功能失职，必苦里急，为下焦蓄水也。为此，应明白，小便利者，属水停中焦脾胃；小便不利者，为水蓄下焦膀胱腑。水行中焦，证在心下，水蓄下焦，则证在小腹。

九、手太阳蓄血证

【原文】太阳病不解，热结膀胱，其人如狂，血自下，下者愈。其外不解者，尚未可攻，当先解其外。外解已，但少腹急结者，乃可攻之，宜桃核承气汤。（106）

【按】热结膀胱之"膀胱"二字，与下文义不属，热结膀胱者，当有小便不利。若其人少腹急结，血自下，如狂，小便自利，为膀胱气化功能正常，水道通调，知结不在膀胱，故"膀胱"二字文义不属，如用"下焦"二字，则文义相属。

【增文】太阳病热结下焦，邪正相搏，血自下则愈，此为瞑眩。若少腹急结者，为手太阳蓄血，当泻手太阳小肠脉小海、足太阳膀胱脉小肠俞。

【提要】指出手太阳蓄血轻证的证治。

【析辨】太阳病不解，又致热结于手太阳小肠腑，小肠位于下焦，又曰红肠，与心相为表里，小肠瘀血与邪热互结，上扰心神，则见如狂之失常。此时邪正相搏，血自下，下后脉静身凉，病见愈，此为瞑眩。若其外不解，少腹呈急结，此非瞑眩也。此时当先解表，切不可先攻逐瘀血。如外邪已解，化热入里，热邪随经内入小肠腑，则热邪搏于下焦，不能自下，即可用桃核承气汤攻下瘀热。当刺手太阳脉小海以泻手太阳腑实，取足太阳脉小肠俞通下焦瘀热。针药并用，则蓄血可除。

【注】小海：手太阳小肠脉所入为合土，小肠实泻之。主治：小腹痛，瘛疭狂发、肘腋肿痛、风眩颈项痛等。《素注》针三分，留七呼，灸三壮。

【原文】太阳病，六七日表证仍在，脉沉而微，反不结胸。其人发狂者，以热在下焦，少腹当硬满，小便自利者，下血乃愈。所以然者，以太阳随经，瘀热在里故也。抵当汤主之。（124）

【增文】手太阳蓄血之为病，脉沉微，其人发狂，少腹硬满，小便自利，当泻手太阳、手少阴。

【提要】指出手太阳蓄血重证的病因、病理及证治。

【析辨】"抵当汤主之"，当接在"下血乃愈"后，亦为倒装文法。太阳病六七日，表邪不解，外邪循经化热入里，与瘀血互结而发病。

患者脉象沉微而不浮，说明外邪已内陷；反不结胸，除外了实结于上焦；其人发狂，少腹硬满，为邪热与瘀血已结于下焦小肠腑，且上扰与之表里的心脉；小便自利，为膀胱气化功能正常，水道通调，可除外蓄水之证。

程郊倩曰："少腹坚满，故知其热在下焦，小便自利，故知其热不结于下焦之气分，而结于血分也。热结于气分，则为溺涩，热结于血分，则为蓄血。"

本证表邪不解而不先治其外，反映里证深重，当先救里，用抵当汤攻下瘀血。当刺手太阳小海泻其实，再泻手少阴俞土神门，以表里同治也。再刺小肠俞，去小肠瘀血，以治其里急也。

【注】神门：手少阴心脉所注为俞土，心实泻之。主治：心痛、面

赤喜笑、喘逆身热、狂悲狂笑、振寒上气、呕血吐血、心积伏梁等。《铜人》针三分，留七呼，灸七壮。

【原文】太阳病身黄，脉沉结，少腹硬，小便不利者，为无血也。小便自利，其人如狂者，血证谛也。抵当汤主之。（125）

【增文】太阳病身黄，此三阳入里，阳黄也。刺脾俞、足三里、太溪、阳辅。其人如狂，小便自利，血蓄小肠腑，当刺手太阳。

【提要】补充蓄血证，以阳黄辨别有无蓄血的一个要点。

【析辨】太阳病，见少腹硬，脉沉结，小便不利，为三阳入里，身黄湿热，与蓄血证发黄不同，若小便自利、神志失常，为蓄血发黄。提示小便通利与否，是辨别有无蓄血的一个要点。若湿热发黄，当用茵陈蒿汤，泻足少阳经火阳辅以清肝胆湿热，刺脾俞、足三里理脾胃，加太溪使湿热从下焦而去。

若血蓄小肠腑，当见其人如狂，小便自利，刺手太阳经如上法。

【注】阳辅：足少阳所行，为经火，胆实泻之。主治：口苦胁痛、马刀挟瘿、汗出振寒、黄疸、筋挛等。《素注》针三分；又曰：针三分，留十呼。《铜人》灸三壮，针五分，留七呼。

【原文】伤寒有热，少腹满，应小便不利，今反利者，为有血也，当下之，不可余药，宜抵当丸。（126）

【增文】伤寒有热，少腹满，小便不利者，为足太阳蓄水也。今反利，少腹亦满，左少腹拒按压痛者，手太阳蓄血之缓证也。

【提要】指出蓄血缓证的治法，再次从小便通利与否分辨有无蓄血。

【析辨】伤寒有热，少腹满，小便不利，应是足太阳膀胱腑气化不宣，热蓄津不通，当泻足太阳经。今见小便通利，仲景指明有瘀血，虽未点明，然已知为手太阳腑蓄血之证，虽未见神志失常手少阴证，然少腹压之硬满，或左少腹拒按，或左少腹按之有抵抗，则可定为手太阳蓄血之缓证，也可称为瘀血证。故小其制而丸以缓之，针法仍当手太阳经为主。

【小结】以上为太阳腑证之辨证。腑证之中又可分足太阳膀胱腑与手太阳小肠腑。二者同在下焦，一主气，一为主血；一主蓄水，一为主蓄血，从病变机制、辨证方法，到治疗原则，都有明显不同。

太阳病蓄水是指足太阳膀胱腑蓄水，由于膀胱气化功能失调，以致水气内停于下焦膀胱腑，出现少腹里急、小便不利、烦渴、或渴欲饮水、水入则吐等症。而太阳病蓄血证是指手太阳小肠腑蓄血，由于小肠瘀热，血结于下焦，则出现少腹急结或者硬痛，烦躁如狂，小便自利，大便色黑，或左少腹疼痛等症。

因此，治足太阳腑蓄水证，宜宣降通利膀胱为主。治手太阳腑蓄血症，当清泻小肠瘀热为主。仲景虽未明示，然提示小便利与不利，为令智者举一反三，以求辨别蓄水与蓄血之真谛也。

十、结胸证

(一)结胸辨证与脏结辨证

【原文】问曰：病有结胸，有脏结，其状如何？答曰：按之痛，寸脉浮，关脉沉，名曰结胸也。(128)

【增文】病发于太阳，邪结在胸，名曰结胸。邪结在脏，名曰脏结。

【提要】指出结胸证的脉证特点。

【析辨】结胸与脏结证虽相似而实质不同，二者皆下后邪气入里所致。结胸者，下后邪气与水气结而不散，聚于胸膈之中，其证属实。有形之物凝结于胸膈之上下，故按之疼痛。若寸脉浮，说明阳热于上焦；关脉沉，说明痰水结于膈下中焦。寸浮关沉，知邪结在阳，反映了热与水结成为结胸的脉象。

脏结则不然，脏结无阳证，虽证与结胸相近，但其脉关沉而细小又紧，与结胸之关脉沉有所不同。脏结舌上胎滑，饮食如故，时时下利，胁下素有痞积，误下太过，则三阴经脉络闭塞，说明脏结日久而深重，是脏气虚衰，阴寒凝结的一种病证。即《内经》所云石瘕、息积之类病证。《金匮要略》中可求其治法。仲景列其症于太阳篇者，以此与结胸做对比。斯则上工之苦心。

(二)实热结胸

1. 缓治法(大陷胸丸证)

【原文】病发于阳,而反下之。热入因作结胸;病发于阴,而反下之,因作痞也。所以成结胸者,以下之太早故也。结胸者,项亦强,如柔痉状,下之则和,宜大陷胸丸。(131)

【增文】此气水结于上焦。足太阳病不解,结于肺胃之间,则先刺足太阳肺俞、肝俞,后刺中脘。

【提要】辨结胸与痞证的成因,以及热实结胸偏于上焦的证治。

【析辨】"病发于阳,而反下之"是说病在足太阳而误下,致使邪热内蕴,与痰水有形之物相搏,结于上焦胸膈。因成结胸之证。"病发于阴,而反下之",无热恶寒,表里俱虚寒,不可妄下,误下则必伤脾胃之阳气,使气机升降失常,因作心下痞,结胸有"热入"而痞证不言者,以结胸病发于阳(表),而痞证则病发于阴(里)故也。

言结胸,故见颈项强痛,仰俯不能自如,"其形如柔痉状",以及热迫津液外泄而见汗出,寸脉浮,关脉沉等,是病在上焦胸膈,是热实结胸偏于上的缓证。故云,下之则和。言柔痉者,恐人误以为足太阳风寒之邪未解,误发其汗,殊不知项虽强,但有头汗出,身有小热的上焦水与热结之证。当先刺足太阳肺俞、肝俞,以清上焦热,开胸降气化水,再刺胃之募中脘,先泻后补,以解中焦之结滞,又保胃肠之无伤。可同时服用逐水破结的大陷胸丸以缓攻之。

2. 结胸主证之治法(大陷胸汤证)

【原文】太阳病,脉浮而动数,浮则为风,数则为热,动则为痛,数则为虚。头痛,发热,微盗汗出,而反恶寒者,表未解也。医反下之,动数变迟,膈内拒痛,胃中空虚,客气动膈,短气躁烦,心中懊恼,阳气内陷,心下因硬,则为结胸。大陷胸汤主之。若不结胸,但头汗出,余处无汗,齐颈而还,小便不利,身必发黄。(134)

【增文】客气动膈,阳气内陷也。其脉动数变迟,胃中因下致空虚,膈上热水痰气结而硬痛,膈下胃虚,因致短气,躁烦。故宜刺肺俞、膈俞治阳热内结,再到内关、公孙主客相应,以解结胸里急难当,若不差，增肝俞、期门，慎不可汗，汗则谵语，谵语不止者，当刺期门。若发黄，刺腕骨、商丘、外关。

【提要】指出太阳表证误下后成结胸与发黄的证治。

【析辨】本条可分三段解。第一段从"太阳病"至"表未解也"；第二段从"医反之下"至"大陷汤主之"；第三段从"若不结胸"至全文结束。

第一段论太阳表证未解，脉搏躁动数急且浮。浮主风邪在表，动数主热痛，故云："动则为痛"。数脉虽主热，但按手下虚数，指其热未与体内有形之实邪相结，故谓"数则为虚"。此虚非正虚之"虚"，乃无里实邪之意。"头痛，发热"属表证，但见"微盗汗出""反恶寒者"则说明阳热盛将入里，表气不固，里热外蒸则盗汗出。今仍头痛恶寒，则说明表未解也。表未解者，纵有实热亦不可下，故"下之"曰"反"。此时当先解太阳表邪，宜刺足太阳经。如医反用下法，脉由数而变迟缓，谓膈下胃中虚，膈上邪正之气留滞相搏。客邪乘虚动膈，故见"短气""膈内拒痛"，邪扰胸中，故致心包烦躁而致懊忄农。

以上诸证，皆因阳热内陷胸膈与痰水相结而致结胸的病变反映。"而心下因硬"一证，则简明反映结胸主证已备，虽膈下胃中空虚，仍当以大陷胸汤泻热逐水。当刺足太阳肺俞、肝俞、膈俞以治阳热内结，刺手厥阴心包、内关，调心胆之积热，配公孙主客相应，治结胸里急难当，若谵语者，加刺足厥阴、太阴、阴维之会穴期门。期门又治太少并病，结胸胸中烦闷，慎不可汗，汗则变证四起。

若不结胸导致湿热郁蒸，而不得宣泄，故见"头汗出，余处无汗，齐颈而还，小便不利"等证。湿为阴邪，欲从下泄而从小便出，但湿热互结，湿不得泄，故身必发黄。当刺手太阳小肠所过原穴腕骨令湿热从小肠出。取手少阳三焦之别络外关以清三焦实热，再取足太阴所行经金商丘以健脾利黄疸，清湿热以和中焦。

【按】大陷胸太峻不可轻用，故《普济本事方》用外治法治伤寒结胸或较为稳妥。巴豆十余粒，黄连七寸连皮研末，和捏成膏，填入脐心，以艾灸其上，腹中有声，其病去矣，不拘壮数，以病退为度。脏结者，不可用此法。

【注】腕骨：手太阳小肠所过为原。主治：热病汗不出、烦闷寒热、狂惕、发黄、胁痛等。《铜人》针二分，留三呼，灸三壮。

公孙：足太阴络脉，别走阳明胃经。主治：多寒热汗出、喜呕、厥气上逆则霍乱，肠中切痛等。《铜人》针四分，灸三壮。

期门：肝之募，足厥阴、太阴、阴维之会。主治：妇人热入血室，男子由阳明而伤，下血谵语，太少并病，头项强，时如结胸，伤寒心切痛，胸中痛不可忍，奔豚上下，胁下积气等。《铜人》针四分，灸五壮。

外关：手少阳络，别走手心主。主治：心烦、三焦实热、胸膺胁痛、耳聋等。《铜人》针三分，留七呼，灸二壮。

商丘：足太阴所行为经金，脾实泻之。主治：黄疸、气逆、寒热好呕、不便、食不消、气壅等。《铜人》针三分，灸三壮。

【原文】伤寒六七日，结胸热实，脉沉而紧，心下痛，按之石硬者，大陷胸汤主之。（135）

【增文】热实结胸，先刺足太阳肺俞、肝俞、膈俞，足厥阴期门，若不瘥，泻手少阳关冲、足少阳荥水侠溪。

【提要】指出原发热实结胸的证治。

【析辨】太阳病未经误下，亦能形以热实结胸之证。伤寒六七日，为表邪传里之期，人体阳气偏盛而从阳化热，热入于胃则传为阳明胃实；入于胸则为胸实。此乃热与水互结于胸膈，而不在胃，故形成"结胸热实"之证。

紧脉有浮沉之别，浮紧主伤寒无汗，沉紧主伤寒结胸，紧脉为邪实又主痛，沉脉候里又主水气停滞。脉紧沉说明水饮内结于胸膈而疼痛，此与中风之阳邪结胸亦不同，所以不言浮也。水热互结于膈间，气血阻滞，故见心下痛，按之石硬。此为结胸热实之典型脉证，故脉"沉紧""心下痛""按之石硬"，是辨识大结胸的三大典型证候，可称之为"结胸三证"。

所谓"石硬"者，是形容膈下肌肉紧张抵抗特甚，因结胸邪结之位高，故硬以胸膈心下部为主，与阳明腑实之腹满痛，绕脐痛不同，治法亦不同。

柯韵伯曰："结胸有热实亦有寒实，太阳病误下，成热实结胸，外无大热，内有大热也。太阳病误下，成寒实结胸，胸下结硬，外内无热证也。沉为在里，紧则为寒，此正水结胸胁之脉；心下满痛，按之石硬，此正水结胸胁之证，然其脉其证，不异于寒实结胸，故必审其为病发于阳误下热入所致，乃可用大陷胸汤，是谓治病必求其本耳。"热实结胸，当先刺足太阳肺俞、肝俞、膈俞，足厥阴期门，以治阳热内结，随其实而泻之。若不瘥，增刺手少阳三焦脉所出井金关冲穴，治三焦热血壅上焦，以通利胸膈，取足少阴荥水侠溪者，以胆主膜，胸膈亦为膜，胆实泻此。使胸膈之热痛消散，而结痛随热而消。

【注】关冲：手少阳三焦脉所出为井金。主治：胸中气噎、头痛、不嗜食等。《铜人》针一分，留三呼，灸一壮。

侠溪：足少阳胆经所溜为荥水，胆实泻之。主治：寒热伤寒、胸胁支满、热病汗不出、胸中痛不可转侧等。《素注》针三分，留三呼，灸三壮。

【原文】伤寒十余日，热结在里，复往来寒热者，与大柴胡汤；但结胸，无大热者，此为水结在胸胁也，但头微汗出者，大陷胸汤主之。（136）

【增文】大柴胡汤证为少阳阳明并病。宜刺足少阳经与手阳明经，水结在胸者，当刺关冲、侠溪、间使。

【提要】指出少阳阳明实证与大结胸证的鉴别。

【析辨】伤寒十余日，表邪已化热入里，应有大便不通等证，此为手阳明腑实证，若又兼见往来寒热之少阳证，则证属阳明热结兼少阳不和，亦即少阳阳明并病，当刺足少阳经与手阳明经，以表里两解。

少阳阳明与结胸鉴别：少阳阳明有往来寒热，胸胁苦满的半表半里证，虽有心下痞满而痛，但按之不石硬。结胸是水与热结，结于膈上，虽有发热，但无少阳的往来寒热，也没有阳明的蒸蒸发热，仅见头微汗出，水热结于胸膈，故既有心下疼痛，又按之石硬。故宜刺手少阳关冲，足少阳侠溪，泻三焦火实，祛胸膈之水热，辅心包之间使，使伤寒水结外散则愈。

【原文】太阳病，重发汗而复下之，不大便五六日，舌上燥而渴，日晡所小有潮热，从心下至少腹硬满而痛不可近者，大陷胸汤主之。（137）

【增文】阳明腑实，宜泻手阳明，太阳结胸当刺足太阳、手阳明、手少阳。

【提要】指出手阳明腑实证与大结胸证的鉴别。

【析辨】太阳病重发其汗，复加攻下，必伤津液，使邪热内陷。津伤胃燥，邪热又与水饮互结于胸膈，则见舌燥口渴，燥热已累及手阳明，故亦见日晡潮热，手阳明腑气不通，故五六日不大便。但又有水热互结，故只表现为"小有潮热"，且不伴有阳明燥热腑实之谵语等证。水热之结弥漫腹腔，泛溢于三焦，则见从心下至少腹硬满而痛不可近。"硬满而痛不可近"，更突出了腹痛之严重，这种证候是一般的阳明腑实证所不具的，其治疗当仍以泻热逐水破结的大陷胸汤为主。

如阳明腑实，则见脉洪大而实、腹满痛、绕脐痛、潮热、谵语、手足濈然汗出等症，当刺手阳明大肠经。如热与水结，热实在胸膈为主，亦有胸胁，心下至少腹硬痛不可近，但头汗出。此为太阳结胸，兼有阳明内实，故当刺足太阳、手阳明、手少阳，以通阳开结逐水为主。

【原文】结胸证，其脉浮大者，不可下，下之则死。（132）

【增文】急灸膻中、中脘，直下刺天突，或可救。

【提要】指出结胸证脉浮大禁下及针法。

【析辨】结胸证，脉浮大者，为表邪未全入里，虽有硬满疼痛，但由于脉不沉紧，故不可下，下之必伤里气，反引邪入里。正虚邪实，攻补两难。若见脉浮大而无力，则更属正虚邪实之候。故曰："不可下，下之死。"脉证不符者，不可下，若误下，急灸膻中、中脘以扶正救里气。气会膻中，腑会中脘，复元救逆为急务，后刺天突，下针当直下，得气即泻。许氏曰："此穴一针四效。凡下针良久，先脾磨食，觉针动为一效；次破病根，腹中作声为二效；次觉流入膀胱为三效；然后觉气流行，入腰背肾堂间为四效矣。"此乃攻补兼施之针灸法，故曰"或可救"。

【注】天突：阴维、任脉之会。主治：上气咳逆、气暴喘、胸中气梗、五噎、呕吐、身寒热、心与背相控而痛等。《铜人》针五分，留三呼，得气即泻，灸亦可，不及针，若下针当直下，不得伤五脏之气，伤人短寿；《明堂》灸五壮，针一分；《素注》针一寸，留七呼，灸三壮。

【原文】结胸证悉具，烦躁者亦死。（133）

【增文】刺中脘、期门、涌泉。

【提要】指出结胸烦躁的预后及治法。

【析辨】结胸预后；132 条中脉见浮大，不可妄下，下之促其死，本条当下又失下，致结胸证悉具又增添烦躁，是正气不能胜而将欲散乱也。故本条的烦躁与 134 条之烦躁亦不同。132 条为误治，本条为失治，后果则一，此上下不交，故曰"亦死"。急刺中脘，以通腑气，刺期门以开结，取足少阴井木涌泉以交通上下，或可不死也。

【注】涌泉：足少阴肾脉所出为井木，实则泻之。主治：心中结热、胸胁满痛、小腹急痛、烦心、喘促、大便难、肾积奔豚等。《铜人》针五分，无令出血，灸三壮；《明堂》灸不及针；《素注》针三分，留三呼。

3. 小结胸证(小陷胸汤证)

【原文】小结胸病，正在心下，按之则痛，脉浮滑者，小陷胸汤主之。（138）

【增文】刺内关、中脘，消心膈中之痰热。配侠溪清上焦，又治心下结痛气喘而闷者。

【提要】指出小结胸的证治。

【析辨】小陷胸的成因与大陷胸相似，然小陷胸是水与热凝滞成痰留于膈上，故脉象浮滑。大陷胸是水结在胸腹，故其脉沉紧。小结胸证应化痰清热开结为主，病位局限，其势轻浅，故称"小结胸"。用方小陷胸汤，当刺内关、中脘、侠溪，以清热涤痰开结为主。

（三）寒实结胸证

【原文】寒实结胸，无热证者，与三物小白散。（141）

【增文】寒实结胸，水寒伤肺，刺肺俞、期门、尺泽，灸膻中、中脘，以温散破结。

【提要】指出寒实结胸的证治。

【析辨】寒实结胸，亦是结胸的一种，是与热实结胸相对而言的。寒痰冷饮之邪结聚于胸膈之上，其结硬而不甚硬痛，无热而不见心烦口舌干燥、口渴、日晡潮热等。水寒内结，阻滞胸阳，水寒伤肺，故有短气，喘咳气逆，太阴腹满时痛，误下后津液不布，或可见畏寒喜暖，以致大便不通等。治宜温寒逐水，涤痰破结，用三物白散。

【按】病在膈上必吐，在膈下必利，不利，进冷粥一碗，以助胃气，利过不止，亦进冷粥一碗，以制其势，以治其毒。当刺肺俞、尺泽，以涤痰泻肺逐水。灸膻中、中脘，以温寒破结和中，配期门以泻肝木不使其克脾土，而寒实结胸得以解。

十一、脏结证

【原文】何为脏结？答曰：如结胸状，饮食如故，时时下利，寸脉浮，关脉小细沉紧，名曰脏结。舌上白胎滑者，难治。（129）

【增文】五脏之阳已竭，积渐凝结而为阴结，即所谓石瘕、息积之类，故名脏结。灸关元、中脘，次灸足三里、石门。慎不可攻，用药理中四逆辈温之。

【提要】指出脏结的脉证预后证治。

【析辨】脏结者，邪结在脏，胃腑无实邪阻滞，受纳尚可，故"饮食如故"。脏为寒结，阴气乘阳虚而下，阳虚不运化，所以"时时下利"。脏结见寸脉浮，关脉细小沉紧，主气血两虚，寒凝邪结之虚实错杂之证。脏气已虚，寒结已实，故舌见白滑者，是脏结阳气虚衰而阴寒不化之象。攻之伤阳，补之益邪，故云"难治"。

可灸关元、中脘、石门、足三里。阴阳先天后天俱补，或用理中四逆辈固本扶阳，温散其寒，俾内邪潜消，外邪渐解，再用攻补兼施之法，随证治之，虽难治，亦未尝不可治也。

【原文】脏结无阳证，不往来寒热，其人反静，舌上胎滑者，不可攻也。(130)

【增文】攻之则死。当峻补回阳温中，灸下元百壮。若阳回可攻补兼施，随证治之。

【提要】再论脏结属阴寒，禁用攻下。

【析辨】"脏结无阳证"，指出脏结不见发热、心烦、口渴、脉浮等阳热症状。"不往来寒热"，是虽有胸胁硬满痛证，类似少阳而无往来寒热则非少阳证。其人口不渴反静，舌上胎滑者，说明阴寒凝聚，久而聚结成块，脏虚不耐攻伐，伐之则转凶危，故曰"不可攻也"。可用温中四逆辈，灸关元、石门、足三里等，回阳散寒结，而后攻补兼施，随证治之，尚可有生之机。

【原文】病胁下素有痞，连在脐旁，痛引少腹入阴筋者，此名脏结，死。(167)

【提要】辨脏结的危候。

【析辨】病人胁下素有痞块或痞积连及脐旁，新旧病合，痛引少腹以至阴部，反映脏结病已累及三阴，肝、脾、肾诸脏皆虚，尤以厥阴肝脉受累最重。故黄坤载说："肝木行于两胁，素有痞者，肝气之郁结也，脐当脾胃之交，中气所在，胁下之痞连在脐旁，土败木郁，肝邪乘脾也。肝主筋，自少腹而络阴器，前阴者，宗筋之聚，肝气郁结，则痛引少腹而入阴筋。土木郁迫，痞塞不升，此名脏结。久而木贼土崩，必主死矣。"程知曰："宿结之邪，与新结之邪交结而不解，痞连脐旁，脾脏结也；痛引少腹，肾脏结也。自胁入阴筋，肝脏结也；三阴之脏俱结也，故主死。"

十二、痞证

（一）痞证的成因

【原文】脉浮而紧，而复下之，紧反入里，则作痞，按之自濡，但气痞耳。（151）

【增文】结胸为实，按之硬痛，痞病为虚，按之自濡。总因脾胃失和，寒热水气所致。

【提要】指出痞的成因与辨证要点。

【析辨】太阳表实，则见脉浮紧，误下"紧反入里"。"紧"系指邪气在脉上的表现。误下先虚其里，使脾胃之气受损，而在表之邪又可乘机内陷，致脾胃升降功能失调，遂成痞证。痞的特点是心下堵闷不舒，手按却柔软无物，说明内无实邪，只是脾胃虚弱，致寒热水气壅滞，故云"但气痞耳"。

本证与结胸做鉴别比较。结胸为水疾等有形之实邪内结，故其证为胸肋硬满，或为心下硬满，但按之必痛。痞大多为无形之邪所致，故按之柔软而不硬不痛。但也有因情志，饮食所伤致痞，也有脾胃阳气不足，远化失其职，水邪留于肋下，或走肠间，或逆而上冲，形成"心下痞硬"的证候，此"痞硬"者，与结胸之硬不同，此为初按腹肌有抵抗及紧强感，重按则呈气水重叠之痞硬感。虽是痞中略硬，却按之不痛，硬中见痞软之象，故仍与结胸证有别。

（二）中焦痞热证（大黄黄连泻心汤证）

【原文】心下痞，按之濡，其脉关上浮者，大黄黄连泻心汤主之。（154）

【增文】心下痞者，乃脾胃气痞兼有热也。当刺手少阳所行经火支沟治中焦痞满，再取足太阴三阴之会穴三阴交清脾胃虚热，或针心主之络内关亦效。

【析辨】心下痞，按之濡，说明心下脾胃有堵闷痞塞之感。按之却软而不硬痛，是属气痞，关脉以候中焦脾胃，浮脉又主阳热，说明中焦有热而痞塞不通。然未与有形之物相结，故痞塞而不疼痛。

本条心下痞满，按之濡，脉关上浮，或痞兼有心烦、口渴、舌红苔黄等。与心下硬痛，寸脉浮，关浮论的结胸证不同。

由于本条以气痞为主兼有热，故与阳明热证脉浮大，腹满而喘，不恶寒，反恶热，咽燥等不同。心下痞者，此乃脾胃气痞兼有热也，当先泻心下之痞满，再行清三焦之邪热，刺手少阳支沟，足太阴三阴交，手厥阴内关穴。此与泻热消痞之大黄黄连泻心汤同义。

【注】支沟：手少阳三焦脉所行为经火。主治：热病汗不出、心闷不已、霍乱呕吐、心下痞满等。《铜人》针二分，灸二七壮；《素注》针二分，留七手，灸三壮。

【原文】伤寒大下后，复发汗，心下痞，恶寒者，表未解也。不可攻痞，当先解表，表解乃可攻痞，解表宜桂枝汤，攻痞宜大黄黄连泻心汤。（164）

【增文】此乃足太阳中风兼中焦痞热，宜刺足太阳膈俞、肺俞、手少阳支沟、手厥阴内关。

【提要】指出热痞兼表的证治。

【析辨】足太阳大下后而复发汗，为治疗失序，必使胃气受伤，邪热内陷，滞塞于中焦，而成心下热痞。今仍见恶寒者，是表邪未解。此时必伴有发热、头痛、脉浮等表证，属表里同病。治法用方当先解表，表解后乃可攻痞，否则先行攻痞，不仅有郁遏表邪之弊，也可引表邪内陷。故云：解表宜用桂枝汤，攻痞宜用大黄黄连泻心汤。然针刺法则不然，针刺快捷，通透经络尤速，故太阳中风兼中焦胃肠痞热，可解表消痞同时进行，先取足太阳肺俞、膈俞解太阳之表邪，逐膈中积热，再刺手少阳支沟穴，通透三焦，解表泻热。后取手厥阴内关穴，散痞宽中去积。故本条表里同病即热痞兼表者，治方有二；而针刺之法则合二为一也。

（三）阳虚热痞证（附子泻心汤证）

【原文】心下痞，而复恶寒汗出者，附子泻心汤主之。（155）

【增文】阳虚热痞，此乃足太阳表阳虚兼中焦热痞，故扶阳为重，泻痞为轻。扶阳取足太阳脉井金至阴，手太阴脉俞土太渊。泻痞刺手厥阴心主之络内关穴。

【提要】指出阳虚热痞的证治。

【析辨】本条承上条，故"心下痞"并属热痞。复见汗出恶寒，是表阳虚卫外不固，与上条中风表虚证不同。上条必有发热，本条不发热而恶寒。同是表里同病，本条为阳虚热痞，上条为热痞兼表。故本条治以附子泻心汤扶阳实表为主，泻热消痞为辅。针刺仍以扶阳为重，泻痞为轻，治宜扶太阳表阳虚，宜刺足太阳至阴穴，以补太阳阳中之阳，刺手太阴太渊以行卫气实表，再刺手厥阴心主之内关以泻热宽中消痞，针药同行，而功则各奏。

（四）虚热气逆证（半夏泻心汤证）

【原文】伤寒五六日，呕而发热者，柴胡汤证具，而以他药下之，柴胡证仍在者，复与柴胡汤。此虽已下之，不为逆，必蒸蒸而振，却发热汗出而解。若心下满而硬痛者，此为结胸也，大陷胸汤主之；但满而不痛者，此为痞，柴胡不中与之，宜半夏泻心汤。(149)

【增文】邪结少阳，当刺足少阳经，误以他药下后，若柴胡证仍在者，必蒸蒸而振，此为瞑眩，当汗出而解。若下后结胸，当泻手少阳、手阳明，若满而不痛者，此为虚热气逆之痞，当泻手少阳、足少阳为宜。

【提要】指出少阳证、大结胸证、瞑眩及虚热、气逆之痞证的关系。

【析辨】伤寒五六日，邪气有内传之机，证曰"呕而发热者"，说明邪传少阳，成痞硬兼为阳里实者，大柴胡证也，当刺足少阳、手少阳，以泻少阳之邪。少阳主证也见，本应和解之法，而误行泻下，从而发生三种情况：

第一，误下后，柴胡证仍在，说明其人正气较盛，未因误下形成坏证，故曰："不为逆。"可复与柴胡汤，以致出现"蒸蒸而振，却发热汗出而解"的"战汗"情况，此即正气得药力之助，奋起与邪气相争，出现了出乎意料的"战汗"。诸如此类的未预料症状出现后，其病霍然而解，亦可称之为"暝眩"。暝眩是邪正相争、正气一鼓胜邪，疾病顿愈的一种特殊情况。

第二，误下后，见心下满痛，按之石硬，此非"暝眩"，是少阳邪热内陷入里，与水饮等有形实邪相结于胸膈，形成了结胸证。此时当急泻手少阳经，以泻三焦实热，刺手阳明以去阳明腑实。用药宜大陷胸汤。

第三，若误下伤及脾胃，使少阳邪热乘机内陷，寒热错杂之邪犯于中焦，致使气机失调，故出现"但满而不痛"的心下痞，此痞为少阳里不成实证，是中焦虚热气逆痞塞，非少阳半表半里之邪不解。故不能用柴胡类，法当先治痞，各因其证而施治也。当刺手少阳三焦支沟，手厥阴内关，足少阳阳辅，以通利三焦，宽中降逆，泻木不使其克土，则痞消中和，升降之职得以复。

（五）虚热水气兼实证（生姜泻心汤证）

【原文】伤寒汗出，解之后，胃中不和，心下痞硬，干噫食臭，胁下有水气，腹中雷鸣，下利者，生姜泻心汤主之。(157)

【增文】胃中不和，水搏食结，土虚木乘，故水气旁流，当刺脾之募章门、胃之合土足三里、大肠之募天枢。

【提要】指出胃虚不化，虚热水气夹食之痞。

【析辨】平素胃虚，伤寒汗后，损伤脾胃之气，即不误下，而余热亦乘虚入里，兼胁下有水气，致使寒热错杂互阻中焦，水搏食结，土虚木乘，故见胁下阵痛，水气旁流，腹中雷鸣，搏击有声，下利而清浊不分。中焦不能消谷，故干噫食臭，成虚热水气互结夹食之痞证。治宜散水和脾胃为主，当刺足厥阴肝经章门，此乃足少阳厥阴之会，脾之募穴，与足三里配合，治水气在肠胃。再取足阳明大肠之募天枢，以治水气旁流，顺升降，以调虚实。方用生姜泻心汤和胃降逆，散水消痞。

【注】章门：足少阳厥阴之会，脾之募穴。《难经》曰："脏会章门"。疏曰："脏病治此"。主治：食不化、吐逆、胸胁支满、心痛而呕、肋痛不得卧等。《铜人》针六分，灸百壮；《明堂》日七壮，止五百

93

壮；《素注》针八分，留六呼，灸三壮。

天枢：足阳明脉，乃大肠之募。主治：伤寒饮水过多腹胀气喘、水肿腹胀肠鸣泄泻、烦满呕吐、绕脐切痛、食不下等。《铜人》灸百壮，针五分，留七呼；《素注》针五分，留一呼；《千金》曰："魂魄之舍不可针。"

（六）下后痞利俱甚之证（甘草泻心汤证）

【原文】伤寒中风，医反下之，其人下利日数十行，谷不化，腹中雷鸣，心下痞硬而满，干呕，心烦不得安。医见心下痞，谓病不尽，复下之，其痞益甚。此非结热，但以胃中虚，客气上逆，故便硬也。甘草泻心汤主之。（158）

【增文】此邪气上逆，阳陷阴凝之痞，当刺中脘、足三里、天枢、内关、大都。

【提要】指出误下后胃脾气虚，痞利俱甚的治法。

【析辨】伤寒或中风，表未解而误下虚其脾胃，或成痞，或下利，故其人泻利日数十行而完谷不化，腹中雷鸣，是邪乘里虚而利也。心下痞满而硬，干呕，心烦不得安，是脾胃受伤，升降失常，邪陷胸虚而上逆，此等痞利之证，表里兼病，治当桂枝加人参汤两解之。医见心下痞满，谓"病不尽"，复下之，以致脾胃虚上加虚。故此痞非热结，亦非寒结，乃误下中虚，而邪气上逆阳陷阴凝成痞结之重证，故以甘草泻心汤以缓其急。当刺中脘、内关、天枢宽中制客气，以缓其急。补足三里、大都，和其中而补后天之本，一开一和，一升一降，则痞消利止，精神乃治。

沈亮宸曰："半夏泻心，甘草泻心，皆下后伤气之过也。生姜泻心，因于饮食；大黄泻心，因于内热；附子泻心，因于外寒。"故证不用，则针药各异也。

（七）痞利不止证（赤石脂禹余粮汤证）

【原文】伤寒，服汤药，下利不止，心下痞硬，服泻心汤已。复以他药下之，利不止，医以理中与之，利益甚。理中者，理中焦，此利

在下焦，赤石脂禹余粮汤主之。复不止者，当利其小便。(159)

【增文】误下后，下利不止，利在下焦者，当刺手阳明以补大肠虚。针足太阴大都补中焦脾阳，刺手厥阴内关以治痞。若复利不止者，刺三阴交以分消其湿。

【提要】指出误下后心下痞硬，下利不止的证治。

【析辨】误下后下利不止，心下痞硬，服泻心汤后，不愈，又复以他药下之，误而又误。医又认为中焦虚寒而致下利，用理中类温中焦，则下利更甚，此"利在下焦"也。大肠之不固，仍责在胃脾关门不紧，应培土固本，然又急以治下焦之标者，实应固脱培土为主，故用赤石脂禹余粮汤主之。当刺手阳明大肠脉所入合土曲池。固脱补大肠之虚，再刺足太阴脾经大都，以培中宫之本。取手厥阴内关宽中治痞。若水不利而湿甚，复利不止者，当刺三阴经交会、三阴交，利小便而实大便，使水湿去而达到止利的目的。

(八)伏饮内结致痞证(五苓散证)

【原文】本以下之，故心下痞，与泻心汤，痞不解，其人渴而口燥，烦，小便不利者，五苓散主之。(156)

【增文】伏饮内结，非气也。宜外发内利，刺足太阳脉，取穴肺俞、承山，宣上以通下。刺三阴交、商丘，水利而痞除。

【提要】指出伏饮内结心下痞的证治。

【析辨】本以下之过早，故成伏饮内结之心下痞。痞有外寒内热之痞，结热成实之痞，痞利俱甚之痞，虚热水气夹食之痞，虚热气逆之痞……然本条之痞结的症状有渴而口燥烦，小便不利等水饮内蓄证，故服泻心汤类，痞反不解，此痞无去路，非热结也。故宜外发而内利，宜通气化，兼行表里之邪，使邪从膀胱泻，当刺足太阳肺俞、承山，宣上以通下，取三阴交、商丘，利水健脾则痞自除。

(九)胃虚逆，痰气结证(旋覆代赭汤证)

【原文】伤寒发汗，若吐，若下，解后，心下痞硬，噫气不除者，旋覆代赭汤主之。(161)

【增文】或刺足阳明络穴丰隆、合土足三里、胃之募中脘。

【提要】指出胃虚痰气上逆成痞的证治。

【析辨】伤寒在表，若经吐下之误或汗不得法，则成脾胃气虚，痰气上逆之证。本来之心下痞硬，噫气不除是由于虚气上逆，痰气交阻，而虚热水气夹食的生姜泻心汤证之心下痞硬，干噫食臭，是由于寒热互结，水气夹食。二者有所不同，故本条取足阳明络穴丰隆以化痰下气，配足三里补气宽中，再取中脘化痰涤饮，养正以散余邪也。方用旋覆代赭汤和胃降逆，补虚化痰。

【注】丰隆：足阳明络别足太阳。主治：风痰头痛、胸痛腹痛如刀切、厥气上冲、大小便难等症。《铜人》针三分，灸三壮。

十三、上热下寒证（黄连汤证）

【原文】伤寒，胸中有热，胃中有邪气，腹中痛，欲呕吐者，黄连汤主之。(173)

【增文】此乃伤寒未解之上下寒热之邪，其热邪中于上焦，寒邪中于下焦，宜当取足太阳膀胱经。治上热宜刺肺俞、厥阴俞、肝俞，治下寒则取三焦俞、胃俞。

【提要】指出上热下寒，腹痛欲吐的证治。

【析辨】伤寒未解，表证仍在，胸中有热邪上逆，则欲吐，腹中痛者，脾胃受伤，此寒凝气滞也。当清上温下，寒热并施治之，用方黄连汤。由于本条为伤寒太阳表证未解，邪热偏于上焦，故用太阳经肺俞、厥阴俞、肝俞，去上焦邪热，并治大太阳与少阳并病。治下焦寒并非温下焦之阳，而是祛散下焦之寒邪，故取胃俞、三焦俞，既复中焦升降之职，又可温下散寒，实为清上温下之针刺又一法也。

【注】厥阴俞：一名厥俞，脏腑皆有俞在背，独心包络无俞，盖厥阴俞即心包俞也，主治胸满呕吐、留结烦闷、心痛等。《铜人》针三分，灸七壮。

胃俞：足太阳经脉穴，主治：翻胃呕吐、腹胀而鸣、腹痛等。《铜人》针三分，留七呼，灸随年为壮；《明堂》灸三壮。

十四、火逆后瞑眩及变证

【原文】太阳病二日，反躁，凡熨其背，而大汗出，大热入胃，胃中水竭，躁烦，必发谵语，十余日，振栗、自下利者，此为欲解也。故其汗，从腰以下不得汗，欲小便不得，反呕，欲失溲，足下恶风，大便硬，小便当数而反不数及不多，大便已，头卓然而痛，其人足心必热，谷气下流故也。（110）

【增文】太阳病，误火后，必发谵语，里热炽盛，当泻足阳明。十余日，振栗，自下利者，为正气渐复，火邪渐衰，此为瞑眩，正胜邪却也。若从腰以下不得汗，欲小便不得，热气上逆反呕。此阳盛于上，当泻足太阳，若时欲小便，足下恶风，大便硬，又呈阳虚不能通达，宜通达阳气也。若火热消，津液和，则结便自通，便已卓然而痛者，此非邪也。当是阳气降下，头中阳气乍虚，故卓然而痛，此亦瞑眩。若瞑眩，则阳气得下，故足心热，则疾向愈。

【提要】指出太阳病误火后变证及瞑眩自愈的机转。

【析辨】太阳病仅二日，邪在表而见躁，表明里热已盛，当解表清里热。若医误攻汗，里热更盛，则躁烦、谵语出现，此属胃家燥热，当泻足阳明经以泻阳明实热。若病迁延十余日，由于体质及其他原因，正邪消长发生变化，火邪渐衰，突然出现振栗、自下利的不可预见的特殊症状，这种特殊症状，我们称之为"瞑眩"。瞑眩是正胜邪退的征兆，有的是服药后出现，也有未曾服药也出现瞑眩，均为津液得复，疾病向愈的吉兆。

误治后变证的又一机转，是腰以上汗出，小便不利，由于热气上逆反而呕吐，此阳益于上，当泻足太阳经，或足阳明经。今见足下恶风，时欲失溲，大便硬，此非阳明结热，乃阳虚不能通达，宜通达阳气，调和津液为主。如果一旦阳气骤然下达，则大便自下，头则突然出现疼痛，这并非邪气所致，而是阳气下降时，头中阳气乍虚后出现的意外症状，即不可预见到的特殊症状，这种症状的出现，依然是火热消退，津液自和，阳气下达的一种疾病向愈之候，仍可称之为"瞑眩"。阳气下达，下肢得温，则其人足心必热。此为阳气已通之候也。

【原文】太阳中风，以火劫发汗。邪风被火热，血气流溢，失其常度。两阳相熏灼。其身发黄，阳盛则欲衄，阴虚小便难。阴阳俱虚竭，身体则枯燥，但头汗出，齐颈而还，腹满，微喘，口干咽烂，或不大便。久则谵语，甚者至哕，手足躁扰，循衣摸床，小便利者，其人可治。（111）

【增文】两阳相熏，其身发黄，当刺手太阳腕骨、足太阳胃俞、脾俞、胆俞。阳盛欲衄者，急刺神堂，宣清阳之邪热，配足阳明气冲以清阳明热。阴虚小便难，刺足太阴三阴交、阴陵泉，补阴以利小便。气血阴阳俱满者，乃邪火内炽，真阴顷刻将亡之象。诸证蜂起，当随证治之。腹痛便结，针支沟、照海、章门、二间；躁扰、谵语者，急刺人中、合谷、涌泉。但头汗出，齐颈而还，口干舌烂，当急下以存阴。小便利者，肾水未枯也，其人可治。

【提要】指出太阳中风以火劫发汗后的变证及预后治则。

【析辨】太阳病火劫后，一种是正邪相争，正胜而邪退，瞑眩自愈。另一种是不仅风邪不能解，反加火邪为害，伤其气血，而使变证丛生。若火毒内攻而发黄，当刺腕骨、胃俞、胆俞，以利胆退黄。阳盛阴微，则欲衄，小便难，刺神堂，气冲清上热，刺三阴交、阴陵泉滋阴以利小便，火逆后邪火内炽，真阴将竭，危在顷刻之间，将危证四起，诸如身体枯燥，腹满微喘，口干咽烂，但头汗出，齐颈而还，或不大便，手足扰劲，谵语哕逆……当驱阳救阴，若小便利，则膀胱气化尚存肾水未枯，其人可治。仍可随证治之。但头汗出，齐颈而还，腹满便硬者，泻三阳之热邪，当刺二间、支沟、照海、章门。躁扰、谵语、哕逆者，急刺人中、合谷、涌泉，开窍救急存阴为急务。或刺肺俞、肝俞、期门，此古法也。

【注】胆俞：足太阳经脉穴。主治：头痛、振寒汗不出、口苦目黄、咽干呕吐等。《铜人》针五分，留七呼，灸三壮；《明堂》针三分；《素问》刺中胆一日半死，其动为呕。

照海：足少阴肾经脉穴，阴跷脉所生。主治：小腹痛，呕吐嗜卧，月水不调等。《铜人》针三分，灸七壮；《素注》针四分，留六呼，灸三壮。

二间：一名间谷，手阳明大肠脉所溜为荥水，大肠实泻之，主治振寒、衄血、目黄、伤寒水结、便硬等。《铜人》针三分，留六呼，灸三壮。

合谷：一名虎口，手阳明大肠脉所过为原，虚实皆用之，主治伤寒大渴，热病汗不出，鼻衄，口噤不开，瘖不能言，妇人妊娠慎用。《铜人》针三分，留六呼，灸三壮。

【原文】形作伤寒，其脉不弦紧而弱，弱者必渴，被火必谵语，弱者发热，脉浮，解之当汗出愈。(113)

【增文】脉浮弱，非太阳伤寒脉，口渴，发热者为温病，火劫攻汗，伤津助热，故神昏谵语，温初在卫，当用辛凉宣散。邪火内炽，真阴将竭，当刺关冲、三阴交、合谷、涌泉。

【提要】指出类伤寒的证治及误火的变证及治疗。

【析辨】"形作伤寒"指其证候类似伤寒，然其脉不弦紧而弱。"弱脉"是相对伤寒紧脉而言的。"弱者必渴""弱者发热"二句，指患者脉象浮弱，而有发热、口渴的温病特点。后世医家有人认为此证为夹虚伤寒，或劳倦内伤证，非也。温病在卫，在上焦，当用辛凉解表法，若温病反用火攻劫汗，必伤阴助邪，邪火内炽。真阴将竭，以致发生神昏、谵语等诸般坏症。当刺关冲、合谷，清三焦热极，取三阴交、涌泉，以养阴清热也。

【原文】太阳病，以火熏之，不得汗，其人必躁。到经不解，必清血，名为火邪。(114)

【增文】火邪者，伤寒过经不解，伤及手阳明，下血谵语，当刺期门、二间、肺俞、肝俞。

【提要】指出太阳病误火，火邪入里，以致发成下血谵语的变证及治法。

【析辨】六日为太阳经行尽之期，七日是太阳到经之日。此时当正气来复，遂邪外出其病当向愈，若到经不解，说明阳郁太甚，则热邪必内陷而伤及手阳明大肠经，以为过经不解，下血谵语的手阳明腑实证。当刺手阳明二间以泻阳明实热，再刺肺俞、肝俞泻五脏结热，从阴到阳以复太阳之经，配期门治下血谵语，随其实而治之。

【原文】脉浮，热甚，而反灸之，此为实。实以虚治，因火而动，必咽燥，吐血。(115)

【增文】伤津动血，非瞑眩也。当刺手三阴，取穴神门、曲泽、鱼际。

【提要】指出太阳误灸，火邪上逆，以伤津动血的变证。

【析辨】脉浮主表。"脉浮，热甚"是邪实在表，今反用艾灸以助阳，是为"实以虚治"，而阳气闭郁更甚，火气动血，伤及阴津阴络，手少阴之脉上膈夹咽，火气循经上出于阳络，故咽燥、吐血等阴虚阳郁之证出现。当取手少阴神门降火养血，刺手厥阴曲泽降逆祛上焦热，加以手太阴鱼际止血养阴。手三阴同治，如同大黄、黄芩、黄连同用也。

【注】曲泽：手厥阴心包络脉所入为合水。主治：伤寒吐逆、烦渴口干、身热、逆气呕血、心神等。《铜人》灸三壮，针三分，留七呼。

【原文】微数之脉，慎不可灸，因火为邪，则为烦逆，追虚逐实，血散脉中，火气虽微，内攻有力，焦骨伤筋，血难复也。脉浮，宜以汗解。用火灸之，邪无从出，因火而盛，病从腰以下必重而痹，名火逆也。欲自解者，必当先烦，烦乃有汗而解。何以知之？脉浮，故知汗出解。(116)

【提要】再论虚热及表不解，误用灸法的各种变证及冥眩自解之证。

【析辨】脉微数无力，多主阴虚火旺，慎不可灸，脉浮在表，当发汗解表，不可闭门留寇，亦不可灸。若阴虚误灸，反伤阴助热，火上加油，则虚则更虚，热则益热，穿筋透骨，血枯脉乱。可见灸火虽微，内攻却有力，当滋阴降火为主，当取阴脉治之。若表证误灸，是为"实而虚治"，必使表郁而邪不出，阳郁火盛，不能下达，则下部无阳以温，故"从腰以下必重而痹。故名曰'火逆'。当通达阳气，调和津液为主"。若出现瞑眩自解时，必有一定的条件和证候反映。本条的证候则"先烦"，此时，其脉必浮，是邪将外出之兆，随后汗出而解，则是正气驱邪外出于表的标志。故血少阳虚，脉见微虚者，不可灸；脉浮在表，灸必火邪郁闭，而成火逆之证；衄家不可灸，灸则变证蜂起，疮家，不可灸，灸则成痓；淋家，不可灸，灸则尿血；亡血家，不可灸，灸则风动。

十五、瞑眩自解与欲愈候

【原文】凡病，若发汗，若吐，若下，若亡血，若津液，阴阳自和者，必自愈。(58)

【增文】此乃自解欲愈之候，当有瞑眩出现。

【提要】若阴阳自和，当瞑眩自愈。

【析辨】"凡病"指一切病证，用了汗、吐、下之法，若用之不当，不但邪未尽去，还损伤了正气，出现亡失津液、亡失血的变证。若施治得宜，自然得愈，或治未得宜，或未再治，也没变成诸坏逆，而通过饮食、休养，则其邪正自衰，达到新的平衡，故能阴阳自和，必能自愈。在自愈之时，大部患者必有一定的条件和未曾预料的证候出现，我们称此为"瞑眩"，是正邪相搏，正胜邪出现的标志，这就是所谓的瞑眩自解欲愈之候。

【原文】大下之后，复发汗，小便不利者，亡津液也。勿治之，得小便利，必自愈。(59)

【增文】太阳病先下后汗，当刺肾俞、至阴，不可利。

【提要】指出误治津伤，若津复而阴阳自和者，必自愈。

【析辨】太阳病误经汗下，伤津液，故膀胱气化失宣，则小便不利，此乃"亡津液故也"，不可复利小便，利则重竭其阳，此时不可久坐等，当刺足太阳肾俞、至阴，复津液以和阴阳，"得小便利"时，其病当愈。

【原文】太阳病，先下之而不愈，因复发汗，以此表里俱虚，其人因致冒。冒家汗出自愈。所以然者，汗出表和故也。里未和，然后复下之。（93）

【增文】冒者，瞑眩也，若里未和，刺手阳明则愈。

【提要】指出太阳病汗下失序致瞑眩的治法。

【析辨】太阳病，先下后汗，以致"表里俱虚"。此时正虚邪留，上蒙清窍，故致眩冒。冒家，既有邪气，也有正虚，故不能再发汗，只有待正胜邪退，阴阳自和，则眩冒随汗而解。此属瞑眩。如果汗出眩冒愈后，而又大便秘结，属于手阳明里气未和，可用调胃承气汤或泻手阳明经则愈。《金匮要略》曰："冒家欲解，必大汗出。汗出表和而里未和者，然后复下之。"即指此也。

【原文】太阳病未解，脉阴阳俱停，必先振栗汗出而解。但阳脉微者，先汗出而解；但阴脉微者，下之而解。若欲下之，宜调胃承气汤。（94）

【增文】脉阴阳俱停者，邪盛阳郁，若欲作瞑眩，必先振栗，继而汗出而解。若寸脉微，先刺足太阳，使汗出而解；若尺脉微动，当刺足阳明。

【提要】辨战汗而解及汗，下作解的不同脉诊及治疗。

【析辨】太阳病未解，脉当阴阳俱浮，今三部脉俱隐伏不出，切而难觅，此乃气血一时被外邪抑郁不能外达，正气抗邪，蓄积力量，先屈后伸，郁极则发，发时瞑眩出现，必先作寒战，振栗有力，不久发热，驱邪外出，则继而通身汗出，病霍然而解。此亦可称为"战汗"，乃瞑眩时郁随汗出的一种特殊表现。汗后脉现人静，则病可愈。若只见寸脉微动，寸主上、主外，说明阳气郁闭于表，当先发汗解表，宜刺足太阳经，便汗出而解；若只见尺脉微动，尺主里，或是阴虚阳躁，里热未实，理应泻下，清阳明热，宜泻足阳明经，以清泻其胃腑之燥热也。

第四节　太阳病类似证

一、饮实之证(十枣汤证)

【原文】太阳中风，下利，呕逆，表解者，乃可攻之。其人漐漐汗出，发作有时，头痛，心下痞硬满，引胁下痛，干呕，短气，汗出，不恶寒者，此表解里未和也，十枣汤主之。(152)

【增文】水饮泛溢，乃邪热挟水饮为饮实，宜下热逐饮；水饮在肺，当刺肺俞、列缺；水饮在膈，刺膈俞；水停心下，溢饮在胃，刺中脘、胃俞。

【提要】论述十枣汤的主要病理和证治，提示应与太阳中风证相鉴别。

【按】下利之前，当加"不"字。若是上呕下利，用十枣汤峻剂攻下于理不通。发作有时的"作"字，应当是"热"字。若无热汗出，乃少阴阴邪寒饮，且"作"字与上文下皆不相属。

【析辨】太阳中风，表邪也，下利呕逆，里饮也，表邪解者，方可攻里饮，不可失序，致生变证。邪热挟水饮为病，每因水饮泛溢，临证较为乱杂，与太阳病相似，应注意鉴别。如小青龙汤证见，伤寒表未解，水停心下，呕逆者，是寒束于外，水气不宣越；五苓散证是中风表未解，水停心下而吐；为格饮于中，此皆表未解，不可攻里之证。而十枣汤证是邪在里的实饮，壮实之人方可用之，若邪实之饮在肺，肺气不利，则呼吸气短，当刺肺俞、列缺；水饮在胸膈，则心下痞硬满闷，引胸胁作痛，当刺膈俞；水停心下，溢饮在胃，胃气上逆，则见呕逆，当刺中脘、胃俞。因此，十枣汤之饮实证，虽然其头痛、汗出、呕逆之表现与太阳中风相似，但从汗出为阵发性，即漐漐汗出，特别是汗出不恶寒，则明确不属于太阳证，所以，逐水饮则不容迟疑。

二、寒饮在胸(瓜蒌散证)

【原文】病如桂枝证，头不痛，项不强，寸脉微浮，胸中痞硬，气

103

上冲咽喉，不得息者，此为胸有寒也，当吐之，宜瓜蒂散。（166）

【增文】寒饮在胸，当刺天突，灸膻中，或膈俞、丰隆。

【提要】论述寒饮在胸的病症，提示病在上焦，应与太阳病相鉴别。

【析辨】病像桂枝证，指病人有发热，恶风，自汗等证，但其头不痛，项不强是桂枝证所不具，寸微浮，是邪在上焦，胸中痞硬，为寒痰结于胸膈；气上冲咽喉，呼吸困难，为痰实停滞，肺气不降，邪有上越之势。实邪痰饮填塞心胸，中下二焦为之阻绝，自不得不从上焦为出路，故用瓜蒂散，得快吐乃止，诸亡血虚家，不可予之，当刺天突，灸膻中，或灸膈俞、丰隆，以养正攻邪，徐徐图之。

第五节　太阳并病及其他

伤寒当有十二经之证，亦有十二经之脉，证脉井然不杂，则可直指某经之病。一经未罢，又传一经，同病而后归并一经自病者，名曰并病。或二经、三经同病，其后归并一经自病者，亦名并病。论中所著并病，虽并举阳经，而未及阴经，阳经既有并病，则阴阳之间、阴经之间亦必有之。圣人举一反三，则其他经脉并病之说，不待言矣。

【原文】太阳与少阳并病，头项强痛，或眩冒，时如结胸，心下痞硬者，当刺大椎、肺俞、肝俞。慎不可发汗，发汗则谵语，脉弦，五六日谵语不止，当刺期门。（142）

【增文】足太阳少阳病，为两阳归并未定之病状也。当先泻足太阳，再泻少阳，今脉不长大而弦，五六日谵语不止，是土病而木乘，名曰负。负者，克贼也，刺期门以泻木邪之盛也。

【提要】指出太少病不可用药，不可汗，当用刺法。

【析辨】太阳与少阳并病，见头项强痛，或眩冒，时如结胸，心下痞硬之证，是两阳归并未定之病状。由于病状未定，不可用药，亦不可汗。盖少阳之脉，络胁肋间，并入太阳之邪，则与结胸证似是而非。当先刺足太阳肺俞，以解表通其气，配督脉之大椎，主泻胸中诸热之气而通诸阳。肝胆相为表里，刺肝俞所以泻胆之实邪。今脉不长大，但见肝之弦脉，且五六日谵语不止，是土病而木乘，名曰负。负者，克贼也，刺期门泻木邪之盛，故上述之刺法，为合泄之法，乃古法也。

【原文】太阳少阳并病，心下硬，颈项强而眩者，当刺大椎、肺俞、肝俞，慎勿下之。(171)

【提要】再说太少并病不可下。

【析辨】上条言不可汗，是恐其逆变，为谵语。本条言不可下，是恐其结胸。此条先言心下硬，后言颈项强而眩次之，是言心下硬而眩者，少阳也；颈项强者太阳也。当刺大椎、肺俞、肝俞。首刺大椎，是大椎宣热透表，太少齐泻而总督也。肝俞、肺俞是泻太少之邪，以待其机也。

成无己曰："慎勿下之。攻少阳之邪，太阳之邪乘虚入里，必作结胸。"

【注】大椎：手足三阳，督脉之会。主治：太少并病，肺胀胁满、发热不退、呕吐上气、颈项强不得回顾等。《铜人》针五分，留三呼，泻五吸。

【原文】太阳少阳并病，而反下之，成结胸，心下硬，下利不止，水浆不下，其人心烦。(150)

【增文】此为坏证，为误下之变，前条刺法已不可用。上下俱病，可先救下。

【提要】论太少并病下后之变。

【析辨】此条承上条，言太少并病，不刺肺俞、肝俞，而反下之；两阳之邪乘虚入里，已如结胸，而半表半里之邪，乘虚入里后，随邪下膈，则又成下利不止，水浆不进的坏证。其人心烦，似不了之语，言并病邪不误用汗下已如结胸。此番一误再误，遂致水浆不进。而前条刺法已不当用，此乃上下俱病重，当先救下，治以温下元固下焦，待阳回之后，再观其脉证，随证治之，或有生机。

一、太阳纵横之病

(一) 太阳之横

【原文】伤寒发热，啬啬恶寒，大渴欲饮水，其腹必满，自汗出，小便利，其病欲解，此肝乘肺也，名曰横，刺期门。(109)

【增文】肺金本克肝木，今克木不成，肝反乘肺，肺受其侮，则肺气不降，中焦运化亦受其累，故刺期门、肺俞、脾俞。

【提要】指出伤寒肝木乘肺金其名曰横的证治。

【析辨】"伤寒发热，啬啬恶寒"为无汗之表也。"大渴欲饮水，其腹必满"是肺失宣降，脾失健运，为停饮之满也，若自出汗，小便利，满可自除，故曰"其病欲解也"。肺金本克肝木，今克木不成，肝反乘肺，肺受其伤，则肺气不降，中焦运化失职，则成停饮之满也，可用汤剂下之。此肝乘肺，名曰横。当刺足厥阴、太阳、阴维之会期门以制木，取足太阳肺俞以解表降肺气则愈。

【注】本文词义似有遗误。

(二) 太阳之纵

【原文】伤寒，腹满谵语，寸口脉浮而紧，此肝乘脾也，名曰纵，刺期门。(108)

【增文】伤寒表证未解，足太阴与足阳明受邪，母病及子，子反克中州脾土，此肝乘脾也，名曰纵，纵者，表里上下不和之义。当刺期门、脾俞、上廉、大椎、肺俞。

【提要】指出肝乘脾其名曰纵的论治。

【析辨】伤寒脉浮紧，太阳表证仍在。腹满谵语，足太阴，足阳阴里热也。足太阴实则腹满，谵语为阳阴热实，两阳归并，二阴受累，四经受病也，病状未定，故欲解太阳之表，则有太阴、阳明之里，又有厥阴之寒热错杂；欲从太阴、阳明而下之，又有太阳之表与厥阴之厥热胜复。病状难定，主治亦两难，故不用药而用刺法，虽然在太阴篇中，有太阳表不解，太阴腹满而痛，而用桂枝加大黄汤的证例，然与本条数经相互影响，病状难定是有区别的。此名肝乘脾，是伤寒表证未解，母病及子，膀胱水病累及肝木，肝木反克中州之脾土，以致表证尚在，腹满又起。又，脾胃相为表里，足阳明热实则谵语，两阳归并，两阴经亦受累，四经受病而难以归并其病状，故曰"纵"，即表里上下不和之义。当刺期门以泻肝木，使之不克脾土，取足阳明上廉以清胃热，针足太阳脉脾俞、肺俞，以理脾通肺气，宣通膀胱，再针大椎泻阳经之热气。上穴并主泻五脏之热，亦太阳、厥阴、阳明、太阴齐泻，便上下得通，纵病得以解。

【注】本条过简，文义不甚连贯，似有遗误。

二、风湿病

【原文】伤寒八九日，风湿相搏，身体疼烦，不能自转侧，不呕不渴，脉浮虚而涩者，桂枝附子汤主之；若大便坚，小便自利者，去桂加白术汤主之。（174）

【增文】风湿相搏，脉浮虚涩，当祛风除湿，宜刺风池、委中、胃俞，风市。若大便硬，小便自利者，非邪热入里，乃湿在肉分，津液不足故也。宜刺支沟、胃俞、曲池、足三里。

【提要】论风湿相搏证治并与伤寒相鉴别。

【析辨】伤寒八九日，不呕不渴，是无伤寒里证；脉浮虚涩，是无伤寒表证之脉也。脉浮虚，主在表，表有虚风，不利也，主在经寒湿。身体疼烦属风，不能转侧属湿。乃因风湿相搏，非伤寒也。东恒曰：中湿者，当取胃俞，再取风池、风市去少阳之风邪，不使胆木克脾土也。刺委中者，以委中治风湿相搏，不能自转侧有良效，若其人大便硬，小便自利，非邪热里入阳明，乃湿在肉分，津液不足，当逐湿气于肌也，当刺手少阳支沟，逐三焦湿邪，配胃俞、曲池，祛中焦湿寒，辅足三里以补土健中。总以温经散湿，祛风为主，除湿为次也。

【注】风市：主治风湿痹病、中风腿膝无力、麻痹等。《针灸大成》（简称《大成》）针五分，灸五壮。

曲池：手阳明大肠脉所入为合土。主治：风痹、伤寒余热不尽、屈伸难、肘中痛等，《素注》针五分，留七呼；《铜人》针七分，得气先泻后补，灸三壮；《明堂》日灸七壮，至二百壮。

【附】相关备考原文。

【原文】问曰：证象阳旦，按法治之而增剧，厥逆，咽中干，两胫拘急而谵语。师曰：言夜半手足当温，两脚当伸，后如师言。何以知此？答曰：寸口脉浮而大，浮为风，大为虚，风则生微热，虚则两胫挛，病形象桂枝，因加附子参其间，增桂令汗出，附子温经，亡阳故也，厥逆，咽中干，烦躁，阳明内结，谵语，烦乱，更饮甘草干姜汤，夜半阳气还，两足当热，胫尚微拘急，重与芍药甘草汤，尔乃胫伸，以承气汤微溏，则止其谵语，故知病可愈。（30）

【按】阳旦汤，即桂枝汤加黄芩；阴旦汤，即桂枝汤加干姜。

【提要】心烦似乎有热，是阴寒，用阳旦汤则误，成坏证。若风虚加附子温经，即有阳明内结，更与甘草干姜汤和其阴，再用承气治阳明内结，是救得法之故。

【原文】伤寒十三日，过经，谵语者，以有热也，当以汤下之；若小便利者，大便当硬，而反下利，脉调和者，知医以丸药下之，非其治也。若自下利者，脉当微厥，今反和者，此为内实也，调胃承气汤主之。（105）

【提要】过经谵语为有热，便硬谵语者，热归于阳明，当下之，丸药致下利，非其治，如未经丸药下利则为内虚有热，非寒也，仍当下其热。

【原文】未持脉时，病人手叉自冒心，师因教试令咳而不咳者，此必两耳聋无闻也。所以然者，以重发汗，虚故如此。发汗后，饮水多，必喘，以水灌之，亦喘。（75）

【提要】聋与叉手冒心同见，为阳虚非少阳证，汗后饮水多而喘，为水气不降。

【原文】太阳病，二三日，不能卧，但欲起，心下必结，脉微弱者，此本有寒分也，反下之，若利止，必作结胸，未止者，四日复下之，此作协热利也。(139)

【按】四日复下"之"字，当是"利"字，上文言利未止，岂可复下，恐传写之误。

【提要】必结为胃分有结，脉微弱是胃分有寒而不当之。心下结而下之使利，曰反。

【原文】太阳病，下之，其脉促，不结胸者，此为欲解也；脉浮者，必结胸；脉紧者，必咽痛；脉弦者，必两胁拘急；脉细数者，头痛未止；脉沉紧者，必欲呕；脉沉滑者，协热利；脉浮滑者，必下血。(140)

【按】"脉促"当是"脉浮"，始与欲解之文相属。"脉浮"当是"脉促"，始与论中结胸，胸满同义。"脉紧"当是"脉细数"，"脉细数"当是"脉紧"，始合论中二经本脉。"脉浮滑"当是"脉数滑"，浮滑是论中白虎汤之脉，数滑是论中下脓血之脉。分析诸篇自知，《医宗金鉴》之解释。

【原文】太阳伤寒者，加温针必惊也。(119)
【提要】伤寒宜汗，不可温针。

【原文】太阳病吐之，但太阳病当恶寒，今反不恶寒，不欲近衣，此为吐之内烦也。(121)

【提要】太阳病表证因吐而致内烦。

【原文】太阳病，医发汗，遂发热，恶寒，因复下之，心下痞，表里俱虚，阴阳气并竭，无阳则阴独，复加烧针，因胸烦，面色青黄，肤瞤者，难治。今色微黄，手足温者，易愈。(153)

【提要】太阳表证，误汗下成坏证，复加烧针后，火气内攻，病难治，若手足温，为易愈之候。

◎ 小 结

太阳病可分为表证和里证两大类型。表证是风寒之邪致病的初级阶段，以"脉浮，头项强痛而恶寒"为提纲。由于病邪盛衰的差异，临床上又可以把表证分为足太阳中风和足太阳伤寒证。

足太阳中风证的主要脉证：恶风，发热，汗出，脉浮缓。病理特点：营卫不和，卫强营弱，又称足太阳中风表虚证。治宜调和营卫，解肌祛风为主。

足太阳伤寒证的主要脉证：恶寒，无汗，发热，体痛，脉阴阳俱紧。病理特点：外邪束表，卫阳被遏，营阴郁滞，又称足太阳伤寒表实证。治宜发汗解表，宣肺平喘为主。

太阳表证还各有兼证，如足太阳中风兼有太阳经脉不舒，足太阳伤寒兼太阳经脉不舒，或兼邪犯肺胃，或足太阳伤寒肺胃有热，或足太阳伤寒兼停水饮，或足太阳荣卫两伤，或足太阳中风表阳虚漏汗，或足太阳中风兼肺气不降，或足太阳中风不解兼胸阳不振，或足太阳与手阳明合病下利，或足太阳与足阳明合病呕逆等。

太阳病表邪不解，则顺传于太阳腑，可称太阳里证，即太阳病发生"随经"之变，引起下焦蓄水或蓄血，二者的病因、病机、病证明显不同，治法也有所不同。

太阳病蓄水是指足太阳膀胱蓄水证。由于膀胱气化功能失常，以致水气内停，出现小便不利，少腹里急，烦渴，或渴欲饮水，水入则吐等症状。

太阳病蓄血是指手太阳小肠腑蓄血证。热邪随经内入下焦小肠腑，以致出现少腹急结或硬痛，烦躁如狂，小便自利，大便干黑或不解等症状。

因此，足太阳膀胱蓄水宜宣降至膀胱腑为主，手太阳小肠蓄血宜清泻小肠腑瘀热为主。

太阳病治疗失误，如汗失及时，汗不如法易引起传经之变，更禁用涌吐、攻下及各类火疗法，如有所误，则每致变化峰起，误治的变证，有遵循手足三阴三阳传变的证治辨证，亦有的已超出传经的范围。

太阳病可发生邪热内蕴的变证，如无形邪热留于胸膈伤及阳明；邪热壅肺伤及手太阴；表邪未解下利伤及手阳明、手少阳；表邪未解呕逆伤及足阳明等。

太阳病也可以变成实证一类的坏病。有热实与水饮结实的大结胸重证；有痰热互结轻证；有寒实与痰饮内结的寒实结胸，总属实邪结于胸腹之证，故祛邪开结，因势利导是主要治法。

太阳病还有因治不及时，误汗下后变成寒热错杂，虚实兼挟之证，如足太阳中风兼中焦痰热证；中焦有热表阳虚证；虚热痞中焦气逆证，虚热痞水气挟食证，下后痞利俱甚证；伏饮内结胃虚证等。治疗当以寒热并用，补正祛邪为主。

太阳病还有因过汗或误用吐下，火逆而伤正气，形成虚证。如心阳虚证；心肾阳虚证；阳虚兼水气证；水气上冲，饮停中焦证；汗后脾虚证；伤寒中气虚证；表证未解里虚寒下利证；汗后肾阳虚及阴阳俱虚证；阳虚水泛证；心阴阳两虚证等。

另有火逆伤阴内热证及瞑眩证，仲景虽有证无治，或似有遗漏，今仅补针刺之治法。

有误火后津液内竭，变证四起者；有误火后正邪相争，出现瞑眩而自愈者；有误火后动血病重而非瞑眩；有误火后又吐后动血，而阴阳自和出现瞑眩而自愈者；也有邪随汗出而解得"战汗"；亦有未经汗下，亦未治疗而出现阴阳自和的瞑眩自愈现象。故火逆伤阴之论述，实为后世温病学的理论指导。

由于太阳兼变证多种多样，且一种误治之因，可以引起不同的变证。某一变证又可因多种原因而发，各种变证之间看似没有明显的内在联系，实际上经络和经络之间，脏腑和脏腑及经络之间，都有着某种规律性的联系，只要辨明脏腑经络之间的辨证关系，就能以更全面的证据进行施治，病症可得以痊愈。

第二章　阳明病

第一节　阳明病纲要

一、阳明病提纲

【原文】阳明之为病，胃家实是也。（180）

【增文】此乃足阳明与手阳明里热实也，当刺手足阳明。

【提要】指出阳明病的提纲。

【析辨】《灵枢·本输》有"大肠小肠皆属于胃"之说，故阳明病所谓"胃家实"实际包括胃与大肠而言，是病邪深入阳明，胃肠功能失调，邪从燥化，故病以里热实证为特点。阳明病当概括为两大类型，一为足阳明热实证，其证为燥热亢盛，或邪热留胸膈，或下后水热互结；二为手阳明腑实证，其证为阳明燥热与宿食相合，形成燥屎而阻塞于大肠腑，或肠道失调而大便硬。因此这两大类型均为阳明病实证。此条《玉涵经》冠于阳明篇首，揭示阳明病总的证候特征，故为阳明病的提纲。

因此"胃家实"泛指手足阳明，然足阳明热盛者，当泻足阳明，手阳明腑实而结者，当泻手阳明，故胃实而肠虚，或肠实而胃虚，或但实不虚，二者经络分明，则不会误治矣。

二、阳明病病因病机

【原文】问曰：病有太阳阳明，有正阳阳明，有少阳阳明，何谓也？

答曰：太阳阳明者，脾约是也；正阳阳明者，胃家实也；少阳阳明者，发汗、利小便已，胃中燥、烦、实，大便难是也。（179）

【增文】邪自足太阳转入胃腑者，谓之太阳阳明，当刺足太阳，足阳明。太阳之邪，乘胃中宿食与燥热结于大肠腑者，谓之正阳阳明，当刺手阳明，邪由少阳转属胃腑，累及大肠，不可汗，当刺少阳及手足阳明。

【提要】指出阳明病的成因及经络归属。

【析辨】阳明病的形成和来路有三：由足太阳转属而入胃腑，谓之太阳阳明，即所谓太阳病，若吐、若下、若汗后，微烦，小便数，大便因硬，由脾之敛约，名曰脾约，当刺足太阳脾俞、胃俞、手阳明上廉。太阳之邪，乘胃中宿食与燥热结于手阳明大肠腑者，谓之正阳阳明，证见不大便，内实满痛，大肠腑中燥硬谵语者是也，乃肠中邪实，即所谓"胃家实"也，当泻手阳明大肠经二间，配足太阳承山。少阳之邪转属胃腑，累及大肠，不可汗，亦不可攻下，多用误汗、吐、下损伤津液，以致邪入阳明化燥成实，为大便难，当和其津液，润下为安，宜刺足少阳侠溪、足太阳大肠俞、手阳明上廉、手阳明二间。若三阳外证未除，则阳明正治之法，慎用矣。

【原文】问曰：何缘得阳明病？答曰：太阳病，若发汗、若下、若利小便，此亡津液。胃中干燥，因转属阳明。不更衣，内实，大便难者，此名阳明也。（181）

【增文】其人津液素亏，更因汗、下、利误治。若"不更衣"脾约也；"内实"正阳阳明也；"大便难"少阳阳明也。

【提要】指出太阳病误治伤津转属胃阳明病。

【析辨】本条是太阳病误治后致津液亏损，胃肠干燥，而成夺血致燥之阳明，当以滋燥为主；若"内实"之正阳阳明，为热盛致燥而燥屎结于手阳明腑也，以攻热通下为急；"大便难"为足少阳阳明之大便难也，仍当和津液，润下为安。本条与上条合参，互有补充，所以经由汗下利等所致津亏胃燥便结等阳明病，更不可随意攻下，所以下法有禁有宜，应大应小，可随证治之。

【原文】本太阳病，初得病时，发其汗，汗先出不彻，因转属阳明也。伤寒发热，无汗，呕不能食，而反汗出濈濈然者，是转属阳明也。（185）

【增文】邪在经则为足阳明外证，入腑则为大肠腑实。若呕不能食，为足太阳之邪转入足阳明腑也。当利足阳明。

【提要】指出太阳病汗出不彻及伤寒里热均可转属阳明。

【析辨】太阳病汗出不彻，外邪入里化热，若在足阳明本经则成足阳明外证，当利足阳明经。若入里结实则成手阳明大肠腑实，当利手阳明经。若伤寒发热无汗，呕不能食，是胃阳素旺，使胃气上逆，是足太阳之邪转属足阳明胃腑也。"反汗出濈濈然者"，是太阳之邪已转属足阳明，阳明法多汗故也，当利足阳明经。

本条与上两条互参，是言太阳病转属阳明，有过汗亡津液而转属足阳明；有因发汗不彻而转属成手阳明腑实；有因里热亢盛，不经发汗而成手阳明腑实；亦有因里热亢盛，不经发汗而成足阳明胃实。

【原文】伤寒转系阳明者，其人濈然微汗出也。（188）

【增文】手足三阴三阳，若转系阳明者，其人必有濈然微汗出之证。

【提要】指出伤寒转属阳明的主要症状。

【析辨】濈然微汗出，是手足阳明经的主证之一，故可断为阳明证。如属足阳明证，当有大热、不恶寒、烦恶热、烦躁不解、脉洪大等。如属手阳明证，当有潮热、谵语、腹满痛、不大便、脉气实有力等。亦有虽见濈然汗出而非阳明实热的例子。濈然汗出，是里热蒸腾，逼迫津液外泄所致。汗出虽微，却连续不断，且有手足阳明证的其他特点。因此，在伤寒辨证中，其他手足三阴三阳经，若转系阳明者，大多都有濈濈然汗出之证。

三、阳明外证(足阳明经证)

【原文】问曰:阳明病外证云何?答曰:身热汗自出,不恶寒,反恶热也。(182)

【增文】此乃足阳明经外证也,当利足阳明。

【提要】指出足阳明病症的外证。

【析辨】足阳明里热实证,其反映于外表的证候,叫作外证。今汗自出,知从中风传来,故与足太阳中风证相似,而身热,不恶寒反恶热,则知非中风外证,而是足阳明外证。足阳明之热,发于肌肉,必蒸蒸而热,与足太阳之蒸蒸发热又不同。此种阳明病由足太阳中风而传入,故为足阳明经之外证也。当刺手阳明上廉、足太阳胃俞。

【原文】问曰,病有得之一日,不发热而恶寒者,何也?答曰,虽得之一日,恶寒将自罢,即自汗出而恶热也。(183)

【增文】足太阳伤寒表邪未尽,虽一日,仍当刺足太阳,若传足阳明,则自汗出而恶热,当刺足阳明。

【提要】指出太阳伤寒,传入阳明之外证。

【析辨】"不发热而恶寒者"为太阳伤寒之证,亦可称阳明伤寒之外证。虽为太阳伤寒,但阳气内郁,热势将盛,故恶寒时间较为短暂,虽足太阳伤寒表邪短暂,仍当先刺足太阳肺俞、肝俞,督脉大椎以解表透里通阳,随即自汗出而恶热,是病邪已转入足阳明经,则恶热为正病,当刺足阳明。

【原文】问曰:恶寒何故自罢?答曰:阳明居中,主土也,万物所归,无所复传,始虽恶寒,二日自止,此为阳明病也。(184)

【增文】胃为戊土,极易燥化,表里寒热之邪,皆从燥化而为实,故足阳明燥化成实热,手阳明燥化成实结。

【提要】指出恶寒自罢原因及转归。

【析辨】足阳明胃,与脾同居中焦属土。胃主燥,脾主湿,若燥化

115

太过，胃热亢盛，则燥化成实热，脾属己土，亦在中焦，不能生庚辛金，故手阳明大肠庚金易燥化成实结不下，此为阳明病也。

六经均有恶寒，唯阳明主燥，阳明病多随阳热亢盛极期，故初起恶寒迅速自罢是其特点。太阳病恶寒往往与发热同在。一分恶寒未去，则一分表证存在，故恶寒有多日仍存者。少阳病则是往来寒热之象。三阴寒证多见恶寒而不发热。

"万物所归，无所复转"之说，当灵活理解。三阳病可从燥化，转属阳明，三阴如阳气回复，亦可转入阳明，阳明攻下太过，也可以转入三阴，此乃阴阳对立统一法则在辨证中的灵活体现。

【原文】伤寒三日，阳明脉大。(186)

【增文】足阳明气血俱多，为胃中实邪之正脉，不可大下，当刺足阳明。

【提要】指出足阳明病的主脉。

【析辨】三日为约略之数，胃为水谷之海，足阳明多气多血。外邪入里侵犯阳明，易于化热化燥，而以正盛邪实，然未见燥结，谵语，知热结在中，不在下，未曾结实。脉显大，不可直施攻下，当刺足阳明，以邪盛于中故也。《医宗金鉴》曰：三日阳明脉大者，谓不兼太阳阳明之浮大，亦不见少阳阳明之弦大，而正见正阳阳明之大脉也。盖由去表传里，邪热入胃，而成内实之诊，故其脉象有如何此者。

第二节　阳明病本证

一、足阳明热证

（一）热留胸膈证（栀子豉汤证）

【原文】阳明病，脉浮而紧，咽燥，口苦，腹满而喘，发热汗出，不恶寒，反恶热，身重。若发汗则燥，心愦愦，反谵语。若加温针，必怵惕，烦躁不得眠。若下之，则胃中空虚，客气动膈，心中懊恼，舌

上胎者，栀子豉汤主之。(221)

【增文】阳明伤寒，当刺足太阳，足阳明；少阳热证，当刺足阳明，足少阳，不可汗下及温针，温针夺液伤阴，故谵语烦躁，怵惕不眠，当刺足阳明，手少阳。足阳明病而误以为手阳明病，下则伤胃，客热陷胸膈，当刺手少阳，足阳明，足少阳。

【提要】指出足阳明热证误治后变证及下后热留胸膈的证治。

【析辨】阳明伤寒之外证，脉浮而紧，不恶寒，反恶热，谓热盛于里而兼有表邪，当刺足太阳解表，刺足阳明以清里热，一般用方以桂枝加大黄汤两解之。少阳阳明证，苦口咽干，腹满而喘，发热汗出，不恶寒反恶热，身重，此足阳明兼足少阳，不可发汗，亦不可攻里，误则表邪乘虚内陷，当刺足少阳，足阳明以两解之，用方则以大柴胡汤之类和之。若更用温针，火上加油，三焦邪热弥漫，故有怵惕不眠、谵语心乱等变证出现，当急刺手少阳以泻三焦火邪，刺足阳明以清阳明实热。

本足阳明病，今医误以为是手阳明腑证，不应攻下而误下，足阳明胃腑受伤，则胃中空虚，客气动膈，出现心中懊憹不安，舌上生苔等证，当清宣胸膈之郁热，宜刺手少阳井金关冲，清宣三焦之邪热，取足少阳荥水侠溪，泻胆木以使其不克土也，再刺足阳明上廉以和胃，宜用方栀子豉汤。

【原文】阳明病，下之，其外有热，手足温，不结胸，心中懊憹，饥不能食，但头汗出者，栀子豉汤主之。(228)

【增文】足阳明误下，邪陷尚浅，当刺足阳明、手少阳、足少阳。

【提要】指出足阳明病下后余热留扰胸膈的证治。

【析辨】足阳明经受邪，误以为手阳明大肠腑实，而误用攻下法，则足阳明胃腑受伤，而邪热则留于胸膈胃上。虽然是足阳明误下，但比太阳病误下受害浅，故有手足温，身外犹有余热的经证而无大邪。不结胸者，是下后水饮与邪热尚未互结，是所陷之浅邪也。心中懊憹，不能食但头汗出，是胃中空虚，郁热扰于胸膈，已不可再汗再下，唯有主以栀子豉汤清宣胸膈郁热，当刺手少阳、足少阳、足阳明。

（二）足阳明腑热证（白虎汤证）

【原文】伤寒，脉浮滑，此以表有热，里有寒，白虎汤主之。（176）

【按】"里寒"之"寒"字，当是"热"字，原文字有错讹。

【增文】足阳明表里俱热，急刺足阳明脉所注为俞木陷谷穴，所溜为荥水内庭穴；手阳明所入为合土曲池穴。

【提要】指出足阳明表里俱热的脉象与证治。

【析辨】伤寒，脉浮滑，浮为表热，滑为炽热在里。当有舌上干燥而烦，大烦渴引饮不解，胸腹灼热，小便黄赤之证。本条凭脉象以概括足阳明胃经表里俱热之证，即辛凉解热的白虎汤证。宜急刺足阳明俞木陷谷、荥水内庭、手阳明合土曲池，共奏清无形之燥热之功。

【注】陷谷：足阳明胃脉所注为俞木。主治：热病无度，汗不出，振寒疟疾，面目浮肿等。《铜人》针三分；《素注》针五分，留七呼。

内庭：足阳明胃脉所溜为荥水。主治：伤寒手足逆冷、鼻衄不止、咽中引痛、上齿痛、赤白痢、腹胀满等。《铜人》灸三壮，针三分，留十呼。

【原文】三阳合病，腹满身重，难以转侧，口不仁，面垢，谵语，遗尿。发汗则谵语，下之则额上生汗，手足逆冷。若自汗出者，白虎汤主之。（219）

【增文】三阳合病，表里俱伤，然以足阳明为重，当泻足阳明。

【提要】指出三阳合病邪热偏重于足阳明的证治及禁例。

【析辨】三阳合病者，仲景已言明，今细分之，乃足太阳、足少阳、足阳明合而为病也。然此条之热邪，皆聚于足阳明胃中，故当从足阳明热证而治之。

一般三阳合病，应有足太阳之头痛、发热，足少阳之耳聋、寒热，足阳明之恶热、不眠、口渴等症。今三阳之热邪，皆聚于胃中，故其证大多为足阳明胃腑之证，如邪热壅胃腑，胃气不畅，则腹满。阳明胃腑热盛，伤津耗气，故身重，难以转侧，胃之开窍于口，胃热炽盛，津液受灼，则口不仁。足阳明经循面，热邪上蒸，故面垢。热盛忧心则见谵语，热迫膀胱，膀胱气化失约，故遗尿，热蒸肌腠，故自汗。当大清胃热，以存阴津，白虎汤主之，刺如上条之法。

若误认为身重为表证，妄发其汗，则里热愈炽，谵语更甚。若因腹满谵语而误认为手阳明大肠腑实证，妄用攻下，则阴竭于下，阳无所附而上越，故出现额上生汗，手足逆冷之危证，当急救下元为宜。

（三）足阳明腑热伤津耗气证（白虎加人参汤证）

【原文】伤寒，脉浮，发热，无汗，其表不解，不可与白虎汤。渴欲饮水，无表证者，白虎加人参汤主之。（170）

【增文】当刺足阳明陷谷、足三里、足少阴复溜。

【提要】指出足阳明热盛津伤的证治及禁例。

【析辨】伤寒之邪，脉浮，发热无汗，虽有燥渴兼有内热，亦当宗发表清里两解之法，不可误用白虎汤。用之则寒凉冰伏，徒损中阳，使表邪内陷，造成变证。若太阳表证已解，热邪已入足阳明胃腑，为热燥盛，并见可欲饮水等伤津耗气之证。方用白虎汤加人参汤，以解其热，救其津。当刺足阳明陷谷、足三里以清里热，培中气，配足少阴复溜以救其津液。

【原文】伤寒无大热，口燥渴，心烦，背微恶寒者，白虎加人参汤主之。（169）

【提要】指出足阳明热盛津气两伤的证治。

【析辨】伤寒无大热，知邪已入足阳明经。口燥渴，心烦为足阳明腑热炽盛，津伤心烦则上扰神明，背微恶寒者，非少阴，因口中不和，亦非足太阳，因口燥渴，乃是足阳明内热，重蒸于背，汗出肌疏所致。治同上条之法。

【原文】伤寒，若吐，若下后，七八日不解，热结在里，表里俱热，时时恶风，大渴，舌上干燥而烦，欲饮水数升者，白虎加人参汤主之。（168）

【增文】指出伤寒误吐下后，足阳明腑热津伤者，当刺足阳明胃脉所出井金厉兑穴，合穴足三里穴，足少阴经金复溜穴。

【提要】伤寒吐下后，结热在胃腑，热盛伤津的证治。

【析辨】伤寒，误用吐下后，津液受损，数日不解，津伤化燥，而形成足阳明热结伤津之证。所谓"表里俱热"，表热当指身热，自汗出，反恶热等阳明经证，里热是指舌上干燥，大烦不解等而言。时时恶风乃汗多肌疏所致。故仍用白虎加人参汤，此时用针当刺足阳明泻穴厉兑，以泻其胃腑之炽热，再刺足三里以复胃气，加复溜以保津液也。

【注】厉兑：足阳明胃脉所出为井金，胃实泻之。主治：热病汗不出、狂欲登高而歌、衄、溺黄、心腹胀满、喉痹等。《铜人》针一分，灸一壮。

【原文】若渴欲饮水，口干舌燥者，白虎加人参汤主之。（222）

【提要】反复强调足阳明热盛伤津的证治。

【析辨】本条是承 221 条、108 条而来，反复强调了足阳明病误下后，不仅里热未能缓解，而且胃津受到了严重损伤，出现口干、舌燥、欲饮水的足阳明胃腑热盛津伤之证，故仍用白虎加人参汤，针法同上条。

（四）下焦水热互结证（猪苓汤证）

【原文】若脉浮，发热，渴欲饮水，小便利者，猪苓汤主之。（223）

【增文】足阳明饮热并盛，当行足阳明，足少阴二经之水热，以助足太阳膀胱腑之小便之利通。宜刺上廉、涌泉、三阴交、膀胱俞、关冲。

【提要】接 221 条言足阳明津伤水热互结的证治。

【析辨】下后津液受伤，足阳明余热犹存，故脉浮，发热，渴欲饮水，小便不利，虽是水热互结下焦，然胃腑津液亏虚，致使足少阴肾中之阴将亡。故阴虚内热之人，虽有下焦积热，不但大便不可轻下，即小水亦忌下通，若阴虚加之小水渗利，则津液反致耗渴，将出现肾阴将亡之危证。故用猪苓汤，导热而滋肾阴，养阴滋燥，去热而利水为主治也。宜刺手阳明上廉清阳明热，手少阳关冲泻三焦实火，取足少阴涌泉以救肾阴，刺足太阴三阴交以治经脉闭塞不通，配足太阳膀胱俞以治下焦膀胱腑，不专利小便而小便自下矣，此利水而不伤阴之大法也。若太阳病蓄水，当暖肾以行水也，与此法大不相同。

【原文】阳明病，汗出多而渴者，不可与猪苓汤，以汗多胃中燥，猪苓汤复利其小便故也。（224）

【增文】汗多胃燥，无水下行，利则亡阴，当刺足阳明三里、足少阴复溜、足太阴三阴交。

【提要】指出猪苓汤禁例及证治。

【析辨】足阳明热证，里热盛而迫津外泄，则汗出必多。热盛津伤而口渴，是引水自救，此时化源不足，阴液缺乏，故小便必少，切不可用猪苓汤。若汗多复夺之于外，又利小便更夺之于下，则津液有立亡之患。若误利小便，致阴竭于下，当急刺足三里、复溜、三阴交，以救阴润燥。

二、足阳明血热证

【原文】阳明病，口燥，但欲漱水，不欲咽者，此必衄。（202）

【增文】足阳明血热妄行，必由鼻出，当刺厉兑、少泽、膈俞、上星。

【提要】指出足阳明热在血分致衄。

【析辨】足阳明属胃，开窍于口，阳明有热，则口燥，但欲漱水不欲咽者，虽燥而不渴，知热在经而不在腑，不在气分而在血分，热在经血，迫血妄行，必致衄血。故当刺足阳明井穴厉兑，以泻阳明热邪，再刺手太阳井金少泽，以引火下降。配膈俞、上星者，止血、凉血也，血热妄行之证，除衄血外，亦有吐血、便血及妇女经水妄行等。本条是只举一证，以概其余。

【注】少泽：手太阳小肠脉所出为井金。主治：口干心烦、头痛、喉痹舌强、汗不出等。《素注》灸三壮；《铜人》灸一壮，针一分，留二呼。

121

【原文】脉浮，发热，口干，鼻燥，能食者则衄。（227）

【增文】足阳明经脉燥热，能食者，病不在胃腑而在气分也。

【提要】辨足阳明气分热盛致衄。

【析辨】脉浮发热，口鼻干燥，热在气分，乃邪郁于经，致阳络受伤，能食者胃和，胃和则邪当还表作解，若因衄则解，为瞑眩也，若邪正相争，阳络受伤，血热妄行而致衄，此阳明血热也，当泻足阳明。

【原文】阳明病，下血，谵语者，此为热入血室。但头汗出者，刺期门，随其实而泻之，濈然汗出则愈。（216）

【增文】男子病伤寒，亦有热入血室者，女子从阳明里，男子从阳明外，当刺期门、肝俞、足三里，此古法也。

【提要】指出足阳明热入血室的证治。

【析辨】足阳明热盛，男子亦有热入血室之证，若热随血去，则通身汗出而解，此为瞑眩也，若邪热乘血虚与血相结，血热熏蒸于上，故发谵语。若妇人经水适来，热入血室，则似结胸而谵语，从阳明里也。男子下血，热入血室，但头汗出、谵语，或胸胁及少腹急结硬痛，从阳明外也，当刺期门、肝俞。因血室隶属肝脉，故泻其实，使邪从外宣泄，再刺足三里，以制阳明之热。本证还与手阳明大肠腑实证情相似而实不同。手阳明则显见大肠腑实症状，如腹胀满疼痛，脉沉实，大便燥结等证。

【原文】阳明证，其人喜忘者，必有蓄血，所以然者，本有久瘀血，故令喜忘，屎虽硬，大便反易，其色必黑者，宜抵当汤下之。（237）

【增文】足阳明蓄血，瘀血黏如漆，大便反易，其人本有久瘀之血故也，当刺足三里、太白、膈俞、太冲。

【提要】指出足阳明蓄血的证治。

【析辨】足阳明蓄血，是足阳明邪热与宿有的瘀血相结合而成，阳明经多血，本有久瘀之血与热上并于心，故令人喜忘。《内经》云："血并于下，气并与上，乱而喜忘。"太阳病蓄血在小肠，故验其小便利与不利，足阳明蓄血在胃肠，故验其大便黑与不黑。太阳病蓄血还有少腹急结或硬满疼痛，如狂发狂等证，足阳明蓄血还有大便黑如漆，虽硬而排便易，其人喜忘，二者鉴别当明辨。因足阳明里热，胃肠少津，理应便难，今大便虽硬，但排出反易，其色必黑。因血属阴，一部分离经之血与大便相合，故排出不难，其粪色如胶漆，是其特征。与手阳明腑燥结则晦黑如煤有所不同，当刺足三里、太白，以理中焦脾胃，取膈俞以治血，刺足阳阴太冲者，以使肝不克土也。

【注】太冲：足厥阴肝脉所注为俞土。主治：便血、肝心痛、大便难、呕血呕逆、胸胁支满等。诊患者太冲脉有无，可以决生死。《铜人》针三分，留十呼，灸三壮。

太白：脾脉所注为俞土。主治：呕吐、泄泻脓血、腰痛大便难、胃心痛、腹胀、便血等。《铜人》针三分，灸三壮。

【原文】病人无表里证，发热七八日，脉虽浮数者，可下之。假令已下，脉数不解，合热则消谷善饥，至六七日，不大便者，有瘀血，宜抵当汤。若脉数不解，而下不止，必协热便脓血也。(257)、(258)

【增文】足阳明血瘀热结，则消谷善饮，故屎虽硬色必黑，当刺足三里、太白、膈俞、太冲。若久瘀协热腐化便脓血者，宜刺足三里，灸大小肠俞。

【提要】指出足阳明腑实与血瘀热结便脓血。

【析辨】此条承上条言蓄血喜忘，热结而无表里证，是无太阳表，阳明里也。因发热七八日，脉虽浮数，热无表证，不可汗，是热盛于内而蒸腾于外之象，若屎硬则可下之。假令已下，脉浮已去而数不解，当是气分表热已去，里热血分不减，故脉仍数。至六七日不大便，且能食易饥，则非手阳明脏实，而是足阳明血瘀热结之证。故屎虽硬色必漆黑，乃有瘀血热结之不大便，针刺法同上条。若脉数不解，又下利不止，为热邪下泄，灼伤阴络，必有久瘀，协热腐化而便脓血也，宜清热止血而已，当刺足三里，灸大肠俞、小肠俞，以治脓血便也。

三、足阳明虚寒证

(一) 辨中风中寒治法

【原文】阳明病，若能食，名中风；不能食，名中寒。(190)

【增文】足阳明中寒，阴不杀谷，当刺足阳明三里，灸中脘。

【提要】指出足阳明病有中风证，亦有中寒证。

【析辨】本条以足阳明能食或不能食来判断是阳明中风还是阳明伤寒，进而区别其寒热属性。风乃阳邪，阳能化谷，则能食者名中风，即足阳明热证，当泻足阳明。寒不能食，阴不杀谷，即胃阳不足，故不能食者名中寒，即胃中虚冷证，当刺足阳明三里穴，治胃气不足胃中寒，灸手太阳、少阳、足阳明、任脉之会穴中脘，治饮食不进，食不化，以腑会中脘，胃之募也，可曰灸二七壮，止二百壮。

(二) 中寒治法

【原文】阳明病，若中寒者，不能食，小便不利，手足濈然汗出，此欲作固瘕，必大便初硬后溏。所以然者，以胃中冷，水谷不别故也。(191)

【按】固瘕者，大瘕泻也，俗称之为溏泻。固者，久而不止之谓也。

【增文】中寒欲作固瘕者，胃中虚冷，脾阳不足，当补足阳明，足太阴。

【提要】指出足阳明中寒欲作固瘕之证。

【析辨】足阳明中寒证，是由于患者平素胃阳不足，复感寒邪，或因中焦阳虚，以致脾胃受纳、腐熟、转输功能受到影响，故而出现不能食和小便不利等症状。手足濈然汗出，一则阴寒内盛，阳不外固；一则四肢手足属戊已土，中焦湿盛，不能温运四末。脾胃运化失职，转输不利，故小水不利，而有大便先干后溏，欲作固瘕之证。追其源，"以胃中冷，水谷不别故也"。实则是讲中焦脾胃均虚冷，不单指某脏某腑也。当补足阳明、足太阴，取穴足阳明胃脉所行经火解溪穴，胃虚补之，灸足太阴所溜荥火大都穴，脾虚补之，配以阴陵泉，补脾利水，足三里补中和胃。

【注】解溪：足阳明胃脉所行为经火，胃虚补之，主治：腹胀、大便下重、颜黑、目眩等。《铜人》灸三壮，针五分，留三呼。

【原文】阳明病，反无汗而小便利，二三日呕而咳，手足厥者，必若头痛，若不渴、不呕，手足不厥者，头不痛。(197)

【增文】足阳明中虚胃寒，致肺胃水寒上逆，故呕而咳，当刺足三里、列缺、胃俞、肺俞。

【提要】辨足阳明中寒，寒饮上逆之证。

【析辨】阴阳病，反无汗而小便利者，是寒致内聚中焦，水气不得宣化，故反无汗。寒饮内蓄，胃失和降，上逆为呕，射肺则为咳。寒气见于四肢则手足厥冷。头为诸阳之会，水寒逆上，二三日后呕咳而厥所致，非太阳头痛也。故以足阳明中虚胃寒，寒饮上逆而诱发证候来分析，呕、咳、厥冷为本，头痛为标。亦可说明足阳明中寒头痛与足太阳表证头痛之不同，若不见呕、咳、厥冷而小便利者，则水寒之气尚不至于向上泛逆，邪必顺水道而出。

故足阳明中虚胃寒，水饮上逆者，当刺足三里、胃俞，补中虚散胃寒；针列缺、肺俞，以降逆上咳宣肺。

【原文】若胃中虚冷，不能食者，饮水则哕。(226)

【增文】当先救其里，法当大温，急灸太溪、足三里、中脘。

【提要】辨胃中虚冷饮水则哕之证。

【析辨】足阳明中寒，则不能食，复得水寒则胃失和降，必上逆而为逆，法当大温以补中虚，温而降之可也。当急灸中脘百壮，复灸足三里、太溪。不可上下颠倒，以致邪气上逆。

【原文】食谷欲呕，属阳明也，吴茱萸汤主之。得汤反剧者，属上焦也。(243)

【增文】寒饮内停，食谷欲呕，属足阳明也。

125

【提要】指出呕证有足阳明中寒与上焦有热之别。

【析辨】如胃阳虚衰，寒饮内停，或中焦阳虚，浊阴上逆，而食谷欲呕，宜温胃散寒，降逆止呕，治如上条。如上焦有热，胃失和降，当用其他对症方剂施治，如少阳喜呕兼半表，太阳干呕不食属表，还有太阳，阳明合病，不下利但呕，故医者当细致辨证，方能做出合理的治病措施。

第三节　足阳明兼变证

一、阳黄证

【原文】阳明病，无汗，小便不利，心中懊憹者，身必发黄。(199)

【增文】此阳黄也，足阳明病及足太阴，当刺足三里、脾俞、腕骨、外关。

【提要】辨足阳明及足太阴湿热发黄。

【析辨】足阳明无汗，乃阳明邪热与湿相合，热无从外越，水湿不得下行，则小便不利，湿热上扰心胸，因而心烦懊憹。同时湿热郁遏中焦，影响肝胆疏泄功能，故出现身黄、黄疸等症状。当刺足三里、脾俞，以理中焦，取外关、腕骨，通利三焦以使黄疸从小肠去也。

【原文】阳明病，被火，额上微汗出，而小便不利者，必发黄。(200)

【增文】足阳明被火，湿停热郁，而发阳黄。

【提要】足阳明误火后导致发黄。

【析辨】足阳明无汗，而以火劫取汗，致热盛津伤。两阳相灼，邪热愈炽。故额上微汗出，由湿瘀热，则小便不利，势必发黄。

本条与上条同为阳黄发热，但上条属湿热发黄，本条是由于火劫误治，津伤而湿停热郁发黄，故宜分经论治。

【原文】阳明病，发热，出汗者，此为热越，不能发黄也，但头出汗，身无汗，齐颈而还，小便不利，渴引水浆者，此为瘀热在里，身必发黄，茵陈蒿汤主之。(236)

【增文】瘀热在里，三焦脾胃俱受病，此木克土也，当刺足少阳外关，足少阳阳辅以泻少阳之火邪，取手阳明上廉，足太阳脾俞、胃俞，以泻湿热，再取手太阳腕骨，通利黄疸，使湿热从下窍而出也。

【提要】指出足阳明瘀热在里发黄的证治。

【析辨】足阳明病属里热，其主证有发热汗出，是热势向外宣达而不能发黄，此为"热越"。若热与湿合，湿热郁遇，出现但头汗出，齐颈而还，身体无汗，是阳明之热不得外散。小便不利，是湿热内郁于三焦而不得下行。渴饮水浆，是热灼胃腑。此为湿热在里，弥漫三焦，外薄于肌肤，故而身黄，三焦脾胃俱受病，此木克土也。当刺外关，阳辅以泻木，取上廉、脾俞、胃俞培土去湿，再取腕骨通利黄疸，使湿热从小肠出。

程应旄曰："头汗出，身无汗，齐颈而还。足证阳明之气，郁结于内而不得越，故但上蒸于头，头为诸阳之首故也。气不下达，故小便不行。腑气过燥，故渴饮水浆。瘀热在里，指无汗而言。无汗而小便利者属寒，无汗而小便不利者属湿热。两邪交郁，不能宣泄，故遏而发黄。解热除郁，如无茵陈，栀子清上，大黄涤下，通身之热得泄，又何黄之不散邪？"

【原文】伤寒七八日，身黄如橘子色，小便不利，腹微满者，茵陈蒿汤主之。(260)

【提要】指出反复解析湿热发黄的证治。

【析辨】集注曰：橘子黄，阳黄也；熏黄，阴黄也。伤寒七八日，言无表证，属阳黄，当有目黄，身黄，小便黄等特征。小便不利，其腹微满，是湿热并行于中焦脾胃，必以除湿为主，而不专攻下，治同上法。

【原文】伤寒，身黄，发热者，栀子柏皮汤主之。(261)

【增文】足阳明身黄，此以发热而热未实，当清泄为主，针脾俞，胃俞，外关，腕骨。

【提要】指出伤寒身黄发热的证治。

【析辨】伤寒身热发黄，乃黄证中之发热，病仍属阳黄，即湿热发黄，非桂枝汤证、麻黄汤证之发热，亦非瘀血之发黄，当有口渴，苔黄，心烦懊侬等证。故治当清泄湿热以退黄，方用栀子柏皮汤，针脾俞、胃俞、外关、腕骨。

《医宗金鉴》曰："伤寒身黄发热者，设有无汗之表，宜用麻黄连翘赤小豆汤汗之可也，若有成实之里，宜用茵陈蒿汤下之亦可也；今外无可汗之表证，内无可下之里证，故惟宜以栀子柏皮汤清之也。"

【原文】伤寒，瘀热在里，身必黄，麻黄连翘赤小豆汤主之。(262)

【增文】当刺肝俞、胃俞、腕骨，亦两解表里法也。

【提要】指出阳黄兼表的证治。

【析辨】平素湿热郁滞于中焦，伤寒表邪入里与湿热相合，湿热郁蒸，外薄肌表，身必发黄，此乃阳黄兼表之证。今应有无汗，小便利等证，故单纯清利或解表，均非所宜。故当刺肝俞、胃俞、腕骨，解表散邪，清热除黄，此亦两解表里之法也。

二、阴黄证

【原文】伤寒发汗已，身目为黄，所以然者，以寒湿在里不解故也。以为不可下也，于寒湿中求之。(259)

【增文】寒湿在里，邪在太阴，当湿中散寒去湿，刺足三里、至阳，灸中脘、大都。

【提要】指出辨寒湿发黄的证治及禁例。

【析辨】脾胃中气本虚，胃阳不足，累及湿土，非但不能为胃行其津液，且运化失职，寒湿内盛，故曰邪在太阴。以脾胃相为表里，胃弱脾虚，则寒湿壅滞，进而影响肝胆疏泄功能，以致全身俱黄，因寒湿为阴邪，其性沉滞，故阴黄黄色晦暗不明，身无大热或身冷汗出，口不烦渴，纵渴亦喜热饮，大便多稀溏，舌淡苔白或白腻，脉多沉而迟缓等。

王海藏云："阴黄治法，小便利者，术附汤；小便不利者，大便反快者，五苓散。"

故足阳明寒湿在里，亦可称"邪在太阴"，以湿重故也。当刺足三里、至阳，灸中脘、大都。刺至阳者，以其在督脉，不但能治胃中寒气，亦可通阳散寒，灸胃之募中脘者，中脘乃手太阳、少阳、足阳明，任脉之会穴，腑病治此。中气充则寒湿可去也。灸脾之荣火大都，意在补脾利湿以退黄，此亦"于寒湿中求之"之意。切不可误用清下之剂，用则中阳衰败矣。

【注】至阳：督脉穴。主治：胃中寒气阴黄，不能食，腹中鸣，四肢重痛，少气等。《铜人》针五分，灸三壮；《黄帝明堂·下经》灸七壮。

【原文】阳明病，脉迟，食难用饱，饱则微烦头眩，必小便难，此欲作谷疸。虽下之，腹满如故，所以然者，脉迟故也。(195)

【增文】胃气虚寒，欲作谷疸，当刺胃俞、脾俞、至阳、足三里，灸中脘。

【提要】指出足阳明中寒欲作谷疸的证治及禁例。

【析辨】谷疸，因水谷之湿蒸而发黄也。有胃热成黄之谷疸，下之可去。今脉迟，迟为中寒，胃阳虚弱，故不能化谷，所以虽饥欲食，食难用饱，饱则烦闷，是健运失度也。清阳不升则头眩；浊阴不降故腹满，浊者不降，水液不下，则小便难，食郁湿滞，脾虚胃弱，此欲作谷疸之候，治当温运中阳散寒除湿为急务，不可下，下则中阳衰，寒湿愈甚，不仅腹满如故，且益虚其虚矣。故脉迟中虚，不但下之无益，汗利之法亦是大忌，唯当用和法，先温其中，再调和胃气，当刺胃俞、脾俞、足三里、至阳，温中以和胃气，再灸中脘，补中祛寒，则寒湿可除，谷疸难作。

程应旄曰："热蓄成黄之腹满，下之可去。此则谷气不得宣泄，属胃气虚寒使然，下之益虚其虚矣，故腹满如故。"

三、足阳明不可下

【原文】伤寒呕多，虽有阳明证，不可攻之。(204)

【增文】呕者，其干呕而恶寒发热者，当刺足太阳，喜呕而往来寒热者，当刺足少阳，恶热不恶寒而呕者，当刺足阳明，不可攻之，因不属手阳明腑实也。

【提要】指出伤寒呕多，不可攻下。

【析辨】伤寒三阳多有呕证，恶寒发热之呕，属太阳；恶寒往来之呕，属少阳；恶热不恶寒之呕，属阳明。如阳明里热，兼有呕吐，是足阳明胃气上逆所致，其热聚于足阳明，未结于手阳明腑，无手阳明腑实诸证。故不可逆其病机而妄用攻下之法，下则正伤邪陷。

若太阳之呕当刺足太阳；少阳之呕当和解少阳，汗、吐、下均属禁例；足阳明之呕当平胃清热，慎不可攻下。

沈家明曰："恶寒发热之呕属太阳，寒热往来之呕属少阳。恶热不恶寒之呕，属阳明。然呕多，则气已上逆，邪气偏侵上脘，或带少阳，故虽有阳明证，是不可攻，攻则正伤邪陷，为患不浅。"

【原文】阳明病，心下硬满者，不可攻之。攻之，利遂不止者死，利止者愈。(205)

【增文】此乃足阳明虚热气逆，非结胸也，当刺足阳明、手少阳。若强攻，利遂不止者，危也，急灸中脘、足三里、曲池、解溪。

【提要】指出足阳明病，心下硬满，误下后的变证与预后。

【析辨】足阳明病非"胃家实"，即非手阳明腑实证。其病机是足阳明无形的邪热聚结于胃，故觉心下硬满而不觉痛。盖结胸者，心下硬满而痛，为胃中实。与本条同为心下硬满，虚实不同，结胸为可下，本条为不可下，若误攻则脾胃阳气受伤，病邪陷下而累及大肠，则下利不止，多为预后不良，正气欲脱病危之象。

如足阳明虚热气逆，当刺足阳明、手少阳，清上焦之虚热，消中焦之虚痞。如误用攻下，利遂不止者，急灸曲池、解溪以补阳明之阳气，辅足三里、中脘，和中回阳，以固根本。

【原文】阳明病，面合色赤，不可攻之，必发热，色黄者，小便不利也。(206)

【增文】热在足阳明之经，故不可攻，攻则虚其胃气，热邪入里，发为阳黄。

【提要】指出足阳明面红当禁下及误下后变证。

【析辨】足阳明病，满面通红，是热邪循足阳明经上行于颜面，但无潮热、腹满痛、大便硬等手阳明腑实证，故言不可攻下。误攻下必损伤脾胃阳气，水湿不得运化，湿热相合，形成阳黄，必见发热、身黄、小便不利等，治同331条。

【原文】阳明中风，口苦咽干，腹满微喘，发热恶寒，脉浮而紧，若下之，则腹满，小便难也。(189)

【增文】此及足阳明兼太少表邪为患，不可攻下，若下之，则愈竭其液，故小便难。

【提要】指出足阳明兼太少表邪不解，禁用下法。

【析辨】阳明中风，证见脉浮而紧，发热恶寒，是太阳表证未解。口苦咽干，是少阳证尚在。腹满、微喘，是足阳明里证。此乃足阳明兼太少表邪为患，当刺足太阳、少阳、阳明。若误用下法，则表邪内陷，伤及脾胃，愈竭其津液，而腹满愈甚，故小便更难，当刺足阳明陷谷、足三里，以培中气清里热，取足少阴复溜以救其津液。

《医宗金鉴》曰："阳明，谓阳明里证。中风，乃太阳表证也。口苦，咽干，少阳热证也。腹满，阳明热证也。微喘，发热，恶寒，太阳里寒证也。脉浮而紧，伤寒脉也，此为风寒兼伤，表里同病之证，当审表里施治；太阳阳明病多以桂枝加大黄汤两解之，少阳阳阴病多则以大柴胡汤和而下之。若惟从里治，而遂以腹满一证为热入阳明而下之，则表邪乘虚内陷，故腹更满也，里热愈竭其液，故小便难也。"

【原文】阳明病，不能食，攻其热必哕，所以然者，胃中虚冷故也。以其人本虚，攻其热必哕。（194）

【增文】足阳明中寒，其人本胃虚，故攻其虚则虚上加虚，而生哕逆之变，急灸中脘、太溪、足三里。

【提要】胃中虚冷者禁下及误下后变证及治则。

【析辨】阳明病，不能食，有足阳明胃中虚冷与手阳明腑实燥结之别。手阳明腑实，除不能食外，还当伴有潮热，谵语，腹满病，不大便，脉沉实，苔黄燥等，自当用攻下法。本证之不能食，则是脾胃中气本虚，足阳明中寒累及足太阴，故不能受纳。治法非温不足以暖其寒，非补不足以益其虚，自当采用温中和胃之法，当急灸中脘、太溪、足三里。若误用攻下，则胃阳衰败，浊阴上逆，虚上加虚，而发生哕逆之变证。

第四节　手阳明实证

一、手阳明腑实轻证（调胃承气汤证）

【原文】太阳病三日，发汗不解，蒸蒸发热者，属胃也，调胃承气汤主之。（248）

【增文】手阳明病实，故曰"属胃也"，当刺三间、章门、大肠俞。

【提要】指出太阳病汗后转属手阳明病实的证治。

【析辨】太阳病三日，发汗不解者，非表证不解，乃是病邪由表入里，转属阳明，蒸蒸发热，是里热亢盛，当伴有濈濈然汗出，此为内结燥实之证，故云"属胃也"，实则是属手阳明大肠腑燥结实热，还当伴有心烦或谵语，腹胀满，不大便等手阳明燥热结实征象。当刺手阳明三间穴以泻阳明结实，取大肠俞通便清里热，配足厥阴章门者，以使木不克土，土能生金，以能润肠通便也。此乃针刺之泻法从乎中治之义，如同用方，得病势加重再用急法。

【原文】伤寒吐后，腹膈满者，与调胃承气汤。（249）

【增文】《难经》云：诸胀腹大，皆属于热，此手阳明腑热也，当刺手阳明。

【提要】指出手阳明腹满热实的证治。

【析辨】伤寒吐后，腹不胀满是上焦之实邪已排出，但中、下焦之病邪却化燥成实，且吐后津伤，逐成土郁，容易使热邪内聚于手阳明腑，成为实证，当伴有腹部拒按，大便不通，脉沉实等症，治法同上条。若吐后腹胀满，时缓时急，喜温喜按，脉缓弱无力，舌质嫩，苔白润等，又属足阳明虚寒证，不可妄用攻下剂。

【原文】阳明病，不吐，不下，心烦者，可与调胃承气汤。（207）

【增文】热盛实烦，手阳明病也，当刺手阳明。

【提要】指出手阳明内实热郁心烦的证治。

【析辨】阳明内实而烦，虽未经吐下，乃实热阻于下焦，热实津亏而烦，当有蒸蒸发热，谵语，腹胀满，不大便等手阳明腑证。若吐下后实邪已去，余热留于胸膈，以致心烦懊恼者，名为虚烦，即栀子豉汤证。二者同属阳明热证，同有心烦，但一为足阳明虚烦，一为手阳明实烦，一虚一实，两不相紊。

二、手阳明津伤腑实轻证 (小承气汤证)

【原文】阳明病，其人多汗，以津液外出，胃中燥，大便必硬，硬则谵语，小承气汤主之。若一服谵语止者，更莫复服。（213）

【增文】汗多胃燥，伤及手阳明，故谵语便硬，当刺三间、上廉、章门、大肠俞。

【提要】指出阳明多汗伤津胃燥肠实的证治。

【析辨】阳明病，汗出过多，津液外出，以致胃肠干燥，则大便必硬，久则浊热上冲，扰心则谵语，故张璐曰"多汗谵语，下证急矣"，以其人汗出多而伤耗津液，大便虽硬但不宜大下，故用小承气汤以泻热通便。若腑气得通，则谵语自止，更无复服，以免过服伤正，此乃汗多胃燥，伤及手阳明，故手阳明腑气不通，大便必硬，当刺三间、上廉、清手足阳明实热，以和胃肠而去实之意。再刺章门、大肠俞，平肝制木，通便润肠为主。

【原文】阳明病，谵语，发潮热，脉滑而疾者，小承气汤主之，因与承气汤一升，腹中转气者，更服一升，若不转气者，勿更与之，明日又不大便，脉反微涩者，里虚也，为难治，不可更与承气汤也。（214）

【增文】若手阳明腑实，当下之，若下后不转矢气，大便初硬后溏，或仍不大便，脉反见微涩，微为足阳明气虚，涩主血少，此乃足阳明里虚，不当下，当用温通补泻交替之法，宜刺足三里、曲池、三间、太白、大肠俞。

【提要】指出手阳明腑实轻证及足阳明误下及禁例。

【析辨】手阳明腑病，有谵语，潮热，脉滑疾者，是可攻之脉证，然无濈然之汗出，大便硬燥实系实证，则不可猛然攻之，可用小承气泄热通腑，理气消滞。如服用小承气汤后，腹中转矢气，是肠中燥屎得药后随浊气下趋之故，可更服一升，以泻下手阳明腑中燥屎。若不转矢气，或大便初结后溏，则非燥屎阻结，乃足阳明胃腑受病之兆，非手阳明腑结实也，故勿更予之。倘若明日仍不大便，脉反见微涩，则知足阳明胃虚，手阳明肠中少津血少，为里虚之象。不大便当下，而足阳明里虚又不可下，攻补颇难措手，故称难治，仍当用攻补兼施或温通之法治之。当刺曲池、太白、足三里，补中焦脾胃之阳气，取三间、大肠俞，通便清虚热而不伤正气。

【原文】太阳病，若吐，若下，若发汗后，微烦，小便数，大便因硬者，与小承气汤，和之愈。（250）

【增文】胃燥肠实，以肠实为主，当泻手阳明。

【提要】指出太阳病误治伤津致结热成实的证治。

【析辨】太阳病误治后，津伤热结，邪从燥化而转属阳明，则成胃燥肠实之证，即以肠实燥结为主，胃热津伤为辅的病证，尚未成大实之证，故仍与小承气之类下其燥结邪热，使胃肠气机通畅，其病可愈。当刺上廉、大肠俞、三间、章门。

程郊清曰："吐下汗后，而见烦证，证之于大便实。固非虚烦者比，然烦既微，而小便数，当由胃家失润，燥气客之使然。胃虽实，非大实也。以小承气，取其和也，非大攻也。"

三、手阳明腑实重证(大承气汤证)

【原文】二阳并病，太阳证罢，但发潮热，手足絷絷汗出，大便难而谵语者，下之则愈，宜大承气汤。(220)

【增文】太阳阳明并病，尽并于手阳明腑，当刺足太阳大肠俞，手阳明二间，足少阴照海，足厥阴太冲。

【提要】指出二阳并病，转属手阳明腑实的证治。

【析辨】太阳病罢，尽并于手阳明经。但发潮热，是手阳明腑里热结实的主要证型。手足絷然汗出，是里热蒸腾，胃肠实热上扰神明则谵语，燥热结必腑实，故大便难，是知病在肠而不在胃，宜用大承气汤，通下荡结。当刺手阳明二间，以泻大肠腑实，取足少阴照海，实则泻其子，金实泻水之意。刺足厥阴太冲，以抑肝木而和中土也，配足太阳大肠俞，泄大肠燥实也。

【注】照海：足少阴脉，阴跷脉所生。主治：咽干、便结、卒疝、心悲不乐等。《素注》针四分，留六呼，灸三壮;《铜人》外三分，灸七壮。

【原文】伤寒，若吐，若下后，不解，不大便五六日，上至十余日，日晡所发潮热，不恶寒，独语如见鬼状。若剧者，发则不识人，循衣摸床，惕而不安，微喘直视，脉弦者生，涩者死。微者，但发热谵语者，大承气汤主之。若一服利，则止后服。(212)

【增文】手阳明腑实燥甚，当急下，宜刺二间、照海、太冲、章门，若剧者，汗多厥冷者，阳极阴竭，急灸关元、足三里，但发潮热，谵语，循衣摸床者，脉弦为阴未绝，涩为阴竭，危也。当刺三阴交、人中、涌泉、神门。

【提要】指出手阳明腑实重证及正虚邪实的危候治法和预后。

【析辨】伤寒误用吐下后，津液劫夺，邪从燥化，归入手阳明，以致数日不大便，日晡所发潮热，为实热结于手阳明腑的重要征验之一，为里热已深，仍宜用大承气汤，针刺当用二间、照海、太冲、章门等以泻热通腑为主。若因循失下，以致独语如见鬼状，病势剧者，则不识人，循衣摸床，惊惕不安，微喘直视等，为热极津竭之危象，此时若脉见弦衰，为正气犹存，当急下以泻阳救阴；若脉见短涩，则是正虚邪实，热极津亏，预后不良；若脉微者，较上症为轻，用攻下中病即止，以免过剂伤正，当刺人中、神门开窍通脉，取三阴交、涌泉，抑阳通阴，滋燥清热，待阴回神清，再随证治之。若汗多厥冷，阳气大虚，精神失守者，可谓阳极阴竭，又当回阳救阴为急务，宜急灸关元、足三里。

【注】人中：一名水沟，督脉，手足阳明之会，主治水面肿、牙关不开、失笑无度、饮水无度、卒中恶、喘咳等。《素注》针三分，留六呼，灸三壮；《铜人》针四分，留五呼，得气即泻，灸不及针，日灸三壮。

【原文】大下后，六七日不大便，烦不解，腹满痛者，此有燥屎也。所以然者，本有宿食故也，宜大承气汤。(241)

【提要】指出手阳明下后燥屎复结的证治。

【析辨】手阳明腑实重证，大下后，若便通热退，脉静身凉，则病解，今大下后六七日不大便，症见烦不解，腹仍满痛，是下后余热未尽，与所进食物相合变为宿食，而为燥屎，当仍用大承气汤，针刺二间、照海、章门、太冲。程知曰："大下之后，宜乎病解矣，乃复六七日不大便，烦不解而腹满痛，此必有燥屎未尽而然，盖宿食因热复为之结硬也。"

【原文】病人小便不利，大便乍难乍易，时有微热，喘冒不能卧者，有燥屎也，宜大承气汤。(242)

【增文】燥屎阻结，浊气上乘心肺，当降逆去实，宜刺二间、大肠俞、尺泽、照海、章门。

【提要】指出足阳明腑实燥结，浊气上乘心肺的证治。

【析辨】手阳明腑实，一般证候是小便数，大便硬。今小便不利，知津液未至枯竭，大便乍难乍易，时有微热，喘冒不能卧者，喘者热乘肺，冒者热乘心也，不能卧微热并阳也。此皆一派热结便硬之证，神昏谵语之渐，浊气上冲心肺，故仍宜用大承气汤，以泻热去实。针刺当用二间、尺泽，以肺与大肠相为表里，泻肺降逆，实为泻大肠。佐以大肠俞、照海、章门，通便以去实热也，亦治热结旁流者。

【原文】伤寒六七日，目中不了了，睛不和，无表里证，大便难，身微热者，此为实也。急下之，宜大承气汤。(252)

【增文】阳火亢，阴水枯，睛不慧，阳明实，当泻阳救阴为急务也。

【提要】指出伤寒目中不了了，睛不和，治法当急下存阴。

【按】《素问》曰："阳明主内，其脉挟鼻络于目。"《灵枢》曰："足阳明之脉，上循咽出于口，还系目系合于阳明也。目中不了了而睛和者，阴证也，睛不和者，阳证也。睛不和，知胃实也。"

【析辨】今伤寒六七日，既无头痛恶寒表证，又无腹满谵语等里证，只见身微热，大便难，病情看似不急迫，然目中不了了，"睛不和"是邪热深伏，肾水为胃肠所竭，水不能制火，则火上熏于目，此热结神昏之渐，危恶之候也。治法当急下存阴，急与大承气汤以泻阳救阴，当刺三阴交、涌泉，以救阴津，再刺二间、照海、太冲、章门，以泻阳救阴也。

钱天来曰："六七日，邪气在里之时也。外既无发热恶寒之表证，内又无谵语腹满等里证，且非不大便，而曰大便难，又非发大热，而身反微热，势非甚亟也。然目中不了了，是邪热伏于里而耗竭其津液也。"《内经》云："五脏六腑之精，皆上注于目，热邪内灼，津液枯燥，则精神不得上注于目，故目中不了了，睛不和也。此终为邪热内实于里也，当急下之，以救阴液，宜大承气汤"。针宜泻阳救阴为主。

【原文】阳明病，发热，汗多者，急下之，宜大承气汤。(253)

【增文】手阳明汗多，当救阴以夺实，防成五实。

【提要】指出手阳明发热汗多，当急下存阴。

【析辨】手阳明腑实，当有腹满满拒痛不大便，潮热，手足濈然出汗等热实证，今发热汗多，是里热蒸腾，迫津外泄，阳热亢极，阴液将枯，故应当急下以存阴。治同上条。

【原文】发汗不解，腹满痛者，急之下，宜大承气汤。(254)

【提要】发汗后手阳明腑实重证，治法宜急下存阴。

【析辨】上条汗多，此条发汗不解，手阳明里实，又当夺汗之后，不但津液外泄，且里热炽盛，腹满而痛，是手阳明里热成燥实，里热伤津，汗后津泄，而腑气又不通，若不急下之，则热毒熏蒸，匮及肠胃，阴虚不任阳炽，则病势危矣，治仍当急下存阴。

【原文】腹满不减，减不足言，当下之，宜大承气汤。(255)

【提要】指出腹满当下证治。

【析辨】腹满一证，有虚寒与实热不同。虚寒"腹满时减，复如故"，应有脉细缓，舌淡无华，腹痛喜按，小便清长等，当温之。今腹满不减，减不足言，足言腹满减少程度很少，不足以杀其势。此外，必有腹痛拒按、大结燥结不通、舌苔干燥黄厚等症，法当攻下。

【原文】阳明，少阳合病，必下利，其脉不负者，为顺也。负者，失也。互相克贼，名为负也。脉滑而数者，有宿食也，当下之，宜大承之汤。(256)

【增文】负者，当泻木以实土，若手阳明脉滑而实，当下之，刺手阳明，手少阳。

【提要】指出阳明少阳合病宜下的脉证和治法。

【按】原文是根据五行生克制化理论，综合脉证来辨析疾病的顺逆。如阳明少阳合病下利，脉见弦脉，为木乘土位，木来克土之义，是为鬼贼相克，正气失而邪气逆，即"负者矢也"。如脉来滑数实大，滑者，为病食，大数为热，是木不胜土，其脉与阳明实热相合，故曰"为顺也"。

【析辨】阳明属胃与大肠，少阳属胆与肝，脾与胃相为表里，肝与胆相为表里，胆与脾合，亦有互相克制之义。今阳明少阳合病，阳明主燥火，少阳主胆火，二火相加，邪热较盛，影响脾胃见下利，此时脉象若见实大滑数，是阳明偏胜之象，是木不克土，其脉和阳明实热相合，不负为顺；若见弦脉，是木火偏胜，木乘土位，木必克土，当泻木以实土，今见脉滑数主阳明有宿食之脉，当刺手阳明二间，足少阳阳辅，以泻少阳阳明，再刺上廉、太冲、大肠俞，以通便攻下和胃为宜。

成无己曰："阳明土，少阳木，二经合病，气不相合，则必下利。少阳脉不胜，阳明不负，是不克也，为顺也。若少阳脉胜，阳明脉负者，是鬼贼相克，为正气失也。"《脉经》曰"脉滑者，为病食也"，又曰"滑数则胃气实。下利者脉当微厥冷，脉滑数，知胃有宿食，与大承汤以下之"。

【原文】病人不大便五六日，绕脐痛，烦躁，发作有时者，此有燥屎，故使不大便也。(239)

【提要】指出手阳明绕脐痛燥屎内结之证。

【析辨】病人不大便五六日而绕脐作痛，是胃肠干燥，宿垢与燥热相合，结为燥屎，阻塞肠道而无去路，故绕脐而痛，本条承接238条、241条中"若有燥屎者，宜大承气汤"而来。

《伤寒论》条文中，凡用大承气汤，多辨其有无燥屎。所举燥屎有关证候，有潮热、谵语、手足溅然汗出、腹满、喘冒服小承气后转矢气等。本条是言绕脐痛为有燥屎，可断其便结当无瘥矣。

程郊清曰："攻法必待有燥屎，方不为误攻，所以验燥屎之法，不可不备，无恃转矢气一端也。病人虽不大便五六日，屎之燥与不燥，未可知也。但绕脐痛，则治肠胃干屎无去路，滞涩在一处而作痛。烦躁发作有时者，因屎气攻动，则烦躁发作。又有时伏而不劝，亦不烦躁而有绕脐痛者，断其有不大便，当无虚矣，何大承气阳之不可攻耶？"

【原文】阳明病，谵语，有潮热，反不能食，胃中必有燥屎五六枚也。若能食者，但硬耳。宜大承气汤下之。(215)

【按】"宜大承气汤下之"句，应在"必有燥屎五六枚也"之下，始合当用大承气汤下之之义。

【提要】指出手阳明腑实大燥结微甚的证治。

【析辨】本条不能食，是言手阳明腑实谵语潮热不能食，当有腹硬满痛不大便之证，与阳明中寒不能食大不相同。一是当泻，一是当补。若能食大便硬，宜用小承气汤。本条反不能食是阳明热盛，津液干燥，浊气壅滞于肠中，则当大下之。若见谵语潮热，饮食尚可，则知津液尚存，大便虽硬未致燥坚，只用轻下即可。

张璐曰："此以能食，不能食，辨燥结之微、甚也。潮热谵语，皆胃中热甚所致，胃热则能消谷，今反不能食，此必热伤胃中津液，气化不能下行，燥屎逆攻于胃之故，宜大承气汤，急祛亢极之阳，以救重绝之阴。若能食者，胃中气化自行，热邪不盛，津液不致大伤，大便虽硬，不久自行，不必用药，反伤其气也。"

【原文】汗出，谵语者，以有燥屎在胃中，此为风也。须下者，过经乃可下之。下之若早，谵语必乱，以表虚里实故也，下之愈，宜大承气汤。(217)

【按】本条"下之愈，宜大承气汤"，当在"过经乃可下之"句下，为倒装文法。

【增文】为风者，太阳阳明两解之，若早下之，为表虚里实，当实表以清里。

【提要】指出下后表虚里实。

【析辨】太阳、阳明二者同见：以素有燥屎在手阳明腑，又兼有恶风寒、发热、头痛等表证，一般治法是解表后乃可攻里，可刺足太阳大肠俞、承山、小肠俞、二间、照海。若表证已罢，纯为阳明邪热与宿垢结于肠中成燥屎，当攻下。若表证未罢，下之过早，则表邪内陷，不但热未去，且热尽入于里，里邪燥实，语言必乱，成表虚里实之证，当实表以清里。

成无己曰："胃中有燥屎，则谵语，以汗出为表未罢，故云风也。燥屎在胃，则当下。以表未和，则未可下。须经太阳经无表证，乃可下之。"

【原文】阳明病，下之，心中懊恼而烦，胃中有燥屎者，可攻。腹微满，初头硬，后必溏，不可攻之。若有燥屎者，宜大承气汤。(238)

【按】本条"若有燥屎者，宜大承气汤"应在"可攻"句下，为倒装文法。

【增文】有燥屎者，可攻，若腹微满，乃足阳明虚热也，不可攻，误攻必胀满不能食，或为哕逆之证，当补足阳明。

【提要】指出阳明病可攻与不可攻的证治。

【析辨】手阳明腑实燥结，下之当愈，心中懊恼而烦是燥结成实之烦，非栀子豉汤证之虚烦，故可攻。若腹微满，大便初硬后溏，自非手阳明燥屎阻结，乃足阳明受病，误攻必变腹满不能食，甚则饮水则哕逆，又当补中温胃为急务，当补足阳明。宜刺足三里、太白、曲池、大肠俞、中脘。

四、手阳明腑实轻重证辨(大、小承气汤证之区别)

【原文】阳明病，脉迟，虽汗出不恶寒者，其身必重，短气，腹满而喘，有潮热者，此外欲解，可攻里也。手足濈然汗出者，此大便已硬也，大承气汤主之。若汗多，微发热恶寒者，外未解也，其热不潮，

未可与承气汤。若腹大满不通者，可与小承气汤，微和胃气，勿令致大泄下。（208）

【增文】手阳明腑实证悉具，可攻，若微发热恶寒者，足阳明经证也，不可下，当刺足阳明。若腹大满不通者，可微和胃气，不可峻下，当刺足阳明、手阳明。

【提要】指出阳明病可攻与不可攻及治则。

【析辨】阳明病，脉迟，必按之有力，此乃实热壅结于里，腑气不通，脉道郁滞不利故。汗出不恶寒为表证已解，里热炽盛，气机不通降，故身重、短气、腹满而喘；加之手足濈然汗出、潮热等证候来看，当是阳明里热太盛，手阳明腑气不通，已成燥屎之腑实证，当攻下里实。若虽汗出较多，但仍有轻微的发热、恶寒，又无潮热，则手阳明腑实未成。此乃足阳明经证也，不仅禁用大承气汤，即一般下法，亦不可用，用之则逆，当刺足阳明。如表证已解，腹胀满显著，大便不通，但无潮热，是手阳明实满而燥结不甚，故只可轻下，微和胃气，不可峻下，恐里虚邪陷，变证百出。

【原文】阳明病，潮热，大便微硬者，可与大承气汤，不硬者，不可与之，若不大便六七日，恐有燥屎，欲知之法，少与承气汤，汤入腹中，转矢气者，此有燥屎也，乃可攻之，若不转矢气者，此但初头前硬，后必溏，不可攻之。攻之必胀满不能食也。欲饮水者，与水则哕，其后发热者，必大便复硬而少也，以小承气汤和之。不转矢气者，甚不可攻也。（209）

【增文】足阳明胃病，慎不可攻，攻之必寒气乘虚上逆，胀满不得食，欲饮水者，得水则哕，此乃虚逆不能化水下输，寒不能食，阴不杀谷，当补足阳明、足太阴。若其后发热者，当刺足阳明、手阳明。不转矢气者，属足阳明，不可攻。

【提要】指出大、小承气汤与手足阳明的证治及误攻下后的变证。

【析辨】接上条，反复强调手阳明腑实证。然腹中确有燥屎还是无燥屎，是本条强调的一个重点，也是鉴别足阳明和手阳明的一个分水岭，但由于症状相似，故用小承气汤试投，若汤入腹中转矢气者，是肠中燥屎，得药力而浊气下趋之证，可以攻下。若服小承气汤后不转矢气，是手阳明腑中燥屎尚未形成。大便初硬后溏，此乃足阳明也。慎不可攻下，攻之必寒气乘虚上逆，脾胃阳气受伤，发生腹满不能食，甚则得水则作哕的变证。此乃寒不能食，阴不杀谷，脾胃虚逆不能化水下输，或欲作固瘕之疾，当补足阳明，足太阴经。其后发热者，知热气还胃，则大便而从虚寒所变，故虽硬而便少，是邪热复结聚成小实，故反复强调，不转矢气者，慎不可攻，但宜调和胃气耳。当刺手阳明三间、足阳明上廉、足三里，配照海、章门，犹是微和胃气之法。

【原文】得病二三日，脉弱，无太阳柴胡证，烦躁，心下硬，至四五日，虽能食，以小承气汤少少与，微和之，令小安。至六日，与承气汤一升，若不大便六七日，小便少者，虽不受食，但初头硬，后必溏，未定成硬，攻之必溏，须小便利，屎定硬，乃可攻之，宜大承气汤。（251）

【增文】胃和能食，脉弱，虽胃中有热，肠中有结屎，不宜大下，宜刺手足阳明，若六七日不大便，小便少者，即不能食，为肠中尚未干燥而胃不和也，手阳明屎未定硬，如大攻后必溏，当扶脾阳；若小便利，则手阳明津液内竭，屎定硬，方可攻之。

【提要】指出大、小承气汤的区别使用及足阳明误下的证治。

【析辨】得病二三日，无太阳，少阳证，若烦躁，心下硬，脉大，属手阳明腑实，下之无疑。今脉弱，胃和能食，是胃肠有热而大便不硬甚，不宜大攻下，只可微和之，故当刺足阳明与手阳明，和胃中之火，去肠中之结。若不大便六七日，小便少，不能食，是肠中尚未干燥而胃亦不和，手阳明屎未定硬，故大便初头硬，后必溏，若用大剂攻下，必致损伤脾胃阳气而造成大便稀溏的变证。故当扶脾胃之阳气，若小便利，知屎定硬，手阳明津液内竭已明，故可攻之。

程应旄曰："能食以结在肠间，而胃火自盛也。先以小承气汤少少与之，和胃中之火，令小安后，以前药增至一升，去肠中之结。既用小承气矣？而又减去分数，接续投之，以脉弱之胃，其禀素虚，而为日又未久也。"

【原文】阳明病，本自汗出，医更重发汗，病已瘥，尚微烦不了了者，此必大便硬故也。以亡津液，胃中干燥，故令大便硬，当问其小便日几行，若本小便日三四行，今日再行，故知大便不久出。今以小便数少，以津液当还入胃中，故知不久必大便也。（203）

【增文】手阳明结实者，当下之。若重汗亡津，胃肠干燥，则干燥结便硬而难出，当涌而导之，针刺宜取太溪、照海、太冲、章门。

【提要】指出以小便多少推测津液多少及大便硬结程度。

【析辨】阳明病不大便一般有两种情况：手阳明燥结热实证，手足阳明津液内竭证。前者当用苦寒去实泄热之法，如承气汤类。后者当等津回燥释而大便自通，或酌用润下或导法。本证由于重汗伤津，病邪虽去，但因胃肠内津液亏竭，胃肠干燥而大便硬，所以有微烦不了了的现象。推测津液是否恢复，当问其小便次数。如本为日三四次，今减为日一两次，则知胃中津液不偏渗于膀胱，而还流于肠中，便燥者得润，结者可通，故曰"不久必大便也"。若仍不大便，当刺太溪、照海、太冲、章门，以滋阴润便为宜。

本证小便少，故知不久必大便。247条脾约证为小便数、大便硬。233条为小便自利、大便硬，与此条正当合参。

方有执曰："盖水谷入胃，其清者为津液，粗者为渣滓。水精渗出肠胃之外者，则为汗，潴而下行者为小便，故汗与小便出多，皆能令人亡津液，所以渣滓之为大便者，干燥结硬而难出也。然二者水谷分行之道路，此通则彼塞，此塞则彼通。小便出少则津液还与胃中，胃中津液足则大便软滑，其所以必出可知也。"

五、脾约证

【原文】跌阳脉浮而虚涩，浮则胃气强，涩则小便数，浮涩相搏，大便则硬，其脾为约，麻子仁丸主之。（247）

【增文】胃强脾弱，脾不散精，不得四布，故成脾约。当泻足阳明，补足太阴、少阴，当刺上廉、太白、照海、阴陵泉。

【提要】指出脾约脉证和治法。

【析辨】趺阳脉病足阳明经，诊之可候胃气强弱，趺阳脉浮为胃气强，主胃中有热，涩则津液少而小便数，为脾家之津液少，故脉为阳弱而涩，名曰脾约，是因脾之转输功能为胃所约束，不能为胃行其津液，致使津液渗漏于膀胱，而不得润于肠道，故小便数，大便硬，此乃胃强脾弱，脾不散精，不得四布之脾约证，当泻足阳明，补足太阴、少阴，取穴上廉、太白、阴陵泉、照海，以补阴泻阳，滋燥缓通为主。

成无己曰："趺阳者，脾胃之脉诊。浮为阳，知胃气强；涩为阴，知脾为约。约者，俭约之约，又约束之约。《内经》曰：'饮入于胃，游溢精气，上输于脾，脾气散精，上归于肺，通调水道，下输膀胱，水精四布，五经并行'，是脾主为胃行其津液者也。今胃强脾弱，约束津液，不得四布，但输膀胱，致小便数，大便难，与脾约丸通肠用燥。"

此证无谵语，潮热，腹痛硬痛等手阳明腑实证，然别于手阳明者，以其主证为大便结硬，或数日不行，或便出不畅，饮食小便如常等。看似手阳明腑证，实则为足阳明与足太阴证，仲景称脾约者，以警示医者，便结为标，而脾弱胃强为本。

六、润导法

【原文】阳明病，自汗出，若发汗，小便自利者，此为津液内竭，虽硬不可攻之，当须自欲大便，宜蜜煎导而通之，若土瓜根及大猪胆汁。皆可为导。(233)

【增文】此为手足阳明津液内竭，胃肠干燥，大便因硬，此非结热，不可攻，宜导法。宜刺照海、太溪、大肠俞。

【提要】指出手足阳明津伤便硬，大便欲解不得的治法。

【析辨】此条承203条详其义，以明其治也。阳明病，自汗出，或发汗，小便自利者，此为胃肠津液内竭，虽便硬而无痛苦，与手阳明热臭燥结又有不同，故不可攻下，当待津液还胃，自欲大便，燥屎已至直肠，难出肛门之时，可导而利之，便燥屎得下。本条主要是津液内竭，胃肠干燥而大便硬，其主证重在"当须自欲大便"，与脾约证亦有所不同。宜刺大肠俞、照海、太溪。

《医宗金鉴》曰："阳明病，自汗出或发汗，小便自利者，此为津液内竭，虽大便硬，而无腹痛之苦，不可攻之。当待津液还胃，自欲大便，燥屎已至直肠，难出肛门时，则用蜜煎润窍滋燥，导而利之，或土瓜根，宣气润燥，或猪胆汁清热润燥。皆可为引导法，择而用之可也。"

第五节 阳明重证

【原文】夫实则谵语，虚则郑声，郑声者，重语也，直视，谵语，喘满者死，下利者亦死。(210)

【增文】阳盛里实则谵语，当泻之，阴盛里虚，当补之。

【提要】指出谵语郑声及谵语危候。

【析辨】谵语与郑声，一为邪实，一为正虚。阳明热甚，上乘于心，乱语无次，其声高朗，邪气实也，郑声为精气消失而心神无所主，表现为语言重复，声音低微，属虚。《内经》曰："言而微，终日及复言者，此夺气也。"多见三阴里虚寒证，当补阴为主，如见谵语直视，是阳热极盛，阴液将竭，精气不能上注于目，加之喘满，阳上脱也，故曰死。下利阴下脱也，故曰亦死，然不可一概论之，阳上脱者，可先刺人中、合谷、复溜，阴脱者，可先灸关元、足三里、中脘、百会。

【注】百会：一名巅上。手足三阳、督脉之会。主治：心神恍惚、心风、尸厥、口噤不开、语言不择、脱肛、汗出而呕、心烦闷等。《素注》针二分；《铜人》只灸七壮。凡头顶不宜多灸。

【原文】发汗多，若重发汗者，亡其阳，谵语，脉短者死，脉自和者不死。(211)

【增文】足阳明重发汗，津枯气衰，亡阳谵语，当刺厉兑、复溜、足三里。

【提要】指出亡阳谵语凭脉以决预后及治疗。

【析辨】足阳明重发其汗，大亡气液及致津枯致燥，邪热炽盛扰乱心神而发谵语者，非热甚内实之谵语，不可下也。因本条谵语属虚证，汗多，阴液走失，阳气外泄，导致心气散乱，神明无主。此时当凭脉象以判预后。如脉短为气血虚、津液竭，主危候。如脉不短而自和，是病虽重而阴阳之气尚未至衰竭，仍有生机。当刺厉兑、足三里、复溜，以回阳救阴。

汪苓友曰："此系太阳病转属阳明谵语之证，本太阳得病时，发汗多，转属阳明，重发其汗，汗多亡阳。汗为血之液，阳亡则阴亦亏，津血耗竭，胃中燥实而谵语。谵语者，脉当弦实或洪滑，为自和。自和者，言脉与病不相背也，是病虽甚不死。若谵语脉短者，为邪热盛，正气衰，乃阳证见阴脉也，以故主死，或以阳亡为脱阳，脱阳者见鬼，故谵语。拟欲以四逆汤急回其阳，大误之极。

【原文】脉阳微而汗出少者，为自和也。汗出多者，为太过。阳脉实，因发其汗，出多者，亦为太过。太过者，为阳绝于里，亡津液，大便因硬也。（245）

【增文】足阳明过汗则亡津液，大便因硬。宜救阴为急务。

【提要】汗出过多，津液受伤导致大便硬。

【析辨】脉阳微，谓脉浮无力而微；证见汗出而少，阳微则热微，正气虚而邪不盛，病邪衰而将退，故云"为自和也"。阳脉实，指脉浮有力而盛，亦对阳微而言。如发汗太多，亦为太过，每易导致津液亡于外，则阳极于足阳明里，必累及手阳明大肠腑，故大便因硬。此乃汗出多呈阴津竭之便结也。非手阳明腑实燥结证，当以救阴导下为宜。

【原文】脉浮而芤，浮为阳，芤为阴，浮芤相搏，胃气生热，其阳则绝。（246）

【增文】此阳亢阴竭，精气将绝，当养津液，慎不可攻。

【提要】反复辨析胃热津亏的脉证。

【析辨】本条承上条而来，浮为阳盛则发热，芤为血亏内损，胃中阳热亢盛，脾无阴气以和之，其阳则绝，即亡津液之互词。足阳明热盛，脾阴血虚竭，阴阳不相调和，故而形以阳中干燥而大便硬之证，此阳明将离决，精气将绝之兆，当养阴生津为急务，慎不可攻。

【原文】阳明病，法多汗，反无汗，其身如虫行皮中状者，此以久虚故也。（196）

【增文】因胃气久虚，气虚津亏，乃足阳明无津之证，当清解阳明，补虚解热为主。

【提要】久虚人患足阳明之外证。

【析辨】久虚之体，又患阳明病，法应多汗，今反无汗，但见身如虫行皮中状，此不仅胃津不足，且元气亦虚，无以化汗于肌表，数汗不汗，故有身痒如虫行之状。本条与23条同有身痒，但彼为二阳并病轻证，邪郁肌表不能透达，治宜小发其汗以祛邪；此以久虚证人而足阳明受病，气虚津亏，既不可轻言发汗，又不可乱用攻下，仲景虽无治法，然已点明此乃足阳明久虚无汗之证，当刺风池、厉兑、胃俞、侠溪、足三里。取厉兑、上廉，清解阳明以治邪热，配胃俞、风池、侠溪。以泻木不使其克土，通阳以和中也。此条列入阳明重证者，以其为久虚之体，患阳明病，若汗，若攻下，均可成为夺气津竭之危证，故列此以戒之。

【原文】阳明中风，脉弦浮大而短气，腹都满，胁下及心痛，久按之气不通，鼻干，不得汗，嗜卧，一身及目恶黄，小便难，有潮热，时时哕，耳前后肿，刺之小瘥，外不解。病过十日，脉续浮者，与小柴胡汤，脉但浮，无余证者，与麻黄汤，若不尿，腹满加哕者，不治。（231）（232）

【增文】此阴阳交错，表里相兼之证，应候其病势所向，分经随证治之。不可随意汗解，亦不可妄下，故用刺法。脉浮弦，刺太阳，少阳；脉浮大，刺太阳阳明。若腹满胁下及心痛，为少阳、阳明证；不得汗，为太阳经证；小便难，为太阳腑证；鼻干、潮热，为阳明里证；面目俱黄，为太阴证；哕逆，为胃败证；耳前后肿，为少阳证；嗜卧，为少阴证；若不尿腹满，哕甚者，即有可下之证，热胃气已败，故曰不治。

【按】续浮之"浮"字，当是"炫"字，始与文义相属。

【提要】指出阴阳交错，表里相兼的证治及预后。

【析辨】足阳明中风，脉当浮缓，今脉浮弦而大，浮为太阳脉，弦为少阳脉，大为阳明脉，乃三阳脉并见，证亦如是。不得汗，小便难，为太阳证，当刺足太阳肺俞、膀胱俞，以通利膀胱腑；耳前后肿，胁下及心痛，为少阳半表半里，当刺手少阳关冲，足少阳阳辅，以利胆通利三焦；鼻干、腹痛、潮热，为足阳明证，宜刺上廉、陷谷；面目悉黄，为足太阴受困，当刺胃俞、脾俞、腕骨；嗜卧，少阴证也，当刺太溪、复溜；哕逆、短气、正气虚衰，胃败证也，当刺解溪、足三里，灸中脘。

此等证阴阳错杂，正虚邪实，表里相交，虽仲景有法无方，然喻医家用刺法，以待其小差，如若外病不解，则成危重之候。如过十日，脉象续弦不浮者，则邪已转向少阳，可刺少阳脉以和之，若脉但浮不大，而没有其他症状，可刺足太阳脉，知邪机已向太阳，当使手阳明之邪从太阳而解。若已过十余日，病势非但不减，又不归于胃，下行至手阳明成腑实，更加上不尿。腹满及哕逆之证，即使有一二手阳明可下之证，又因胃气已败，危象已成，故曰不治，当急灸神阙、足三里、太溪、关元。切不可汗下，下之则危。因本条是表证未解，而无汗出躁烦且有哕逆之胃败之证，不可用白虎；虽有潮热，而无硬满谵语濈然汗出之手阳明腑实证，又不可用承气，加之正气虚衰，补之有难，故曰不可治也。

第六节　阳明病自解与欲愈候

【原文】阳明病，初欲食，小便反不利，大便自调，其人骨节疼，

翕翕如有热状，奄然发狂。濈然汗出者，此水不胜谷气，与汗共并，脉紧则愈。(192)

【增文】奄热发狂，然汗出而解者，为瞑眩也，此为足阳明胃腑中水气不胜初欲食之谷气，水不胜热，水热相搏，酿汗共并而出，所以发狂作解。

【提要】指出足阳明瞑眩自解与欲愈候。

【析辨】《金匮要略》曰："胃家欲解，必大汗出。"足阳明病，初欲食，小便不利，大便自调者，知其从中风热邪传来，津液未伤而胃自和，大便未成结实，知手阳明未成腑实。既无手阳明腑实，在足阳明经之邪亦本轻，故可以自愈，当刺足阳明经。若其骨节疼痛，翕翕如有热状，是太阳表邪未除，奄，忽也，忽然如狂状，然后全身濈然汗出，此乃邪随汗出的一种特殊表现，发狂可称为"若狂"，濈濈然汗出近乎"战汗"状。汗后脉当先浮，今脉紧者，当身凉人静，则病可愈。

此为足阳明胃腑中水气不胜初欲食之谷气，水不胜谷，水热相搏。此时邪正相争，正气抗邪，先屈后伸，蓄积力量，郁极则发，发作时如狂状，此为瞑眩。不久发热，濈然汗出，病霍然而解。

此种瞑眩自解现象，不单独在太阳病，本条足阳明亦出现瞑眩如狂，濈然汗出自解现象。此种瞑眩自解现象，未服药时可出现，服药后及针后瞑眩自解者也不乏见，故应与晕针相鉴别。

【附】相关备考原文。

【原文】伤寒四五日，脉沉而喘者，沉为在里，而反发其平，津液越出，大便为难，表虚里实，久则风语。(218)

【原文】脉浮而迟，发热里寒，下利清谷者，四逆汤主之。(255)

【原文】阳明病，脉迟，汗出多，微恶寒者，表未解也，可发汗，宜桂枝汤。(234)

【原文】阳明病，脉浮，无汗而喘者，发汗则愈，宜麻黄汤。(235)

【原文】病人烦热，汗出则解，又如虐状。日晡所发热者，属阳明也。脉实者，宜下之；脉浮虚者，宜发汗。下之，与大承气汤；发汗，

宜桂枝汤。(240)

【原文】太阳病,寸缓,关浮,尺弱,其人发热汗出,复恶寒,不呕,但心下痞者,此以医下之也。如其不下者,病人不恶寒而渴者,此转属阳明也,小便数者,大便必硬,不更衣十日,无所苦也。渴欲饮水,少少与之,但以法救之,渴者,宜五苓散。(244)

◎ 小 结

仲景论阳明病,以"胃家实"为提纲。自然包括整个阳明,即足阳明胃与手阳明大肠。所谓"胃家",《灵枢·本输》曰"大肠小肠皆属于胃",所"胃实",自是指胃肠燥结为实之义。故"胃家实"三字,实指手阳明腑实证与足阳明热实证。

阳明病的来路,有由足太阳病转属足阳明病的,叫太阳阳明;有从足少阳之邪转属胃腑累及大肠的,叫少阳阳明;有足太阳之邪,乘胃中宿食与燥热结于手阳明大肠腑的,亦有自发于阳明者,叫正阳阳明。

病邪自表入里,归入阳明,其病变机制虽不同,然传经路线,寒热转化机制,则是泾渭分明。例如,从足太阳而来者,有发汗不彻,邪郁化热而转属于足阳明;有汗下太过,津伤化燥成结属手阳明腑实者;有属二阳并病,表证已罢,足阳明里热独盛者。阳明经清下太过,又容易变成三阴虚寒证,三阴病,也可转成阳明病,推之足太阴虚证为多见,所谓"实则阳明,虚则太阴",足太阴寒湿化燥,脏邪还腑,也可转成手阳明大便硬之类病症,故《伤寒论》有"土为万物所归,无所复传"之说。

少阴病,厥阴病阳气回复,病邪由脏还腑,也可能转为阳明,成为足阳明热实或手阳明腑实证。

由于阳明经是由足阳明经和手阳明经所组成,足阳明长而手阳明短,故阳明病的外经证候,大多以足阳明的外经证候来表现的,因此,阳明外证,也可称之为足阳明经证。

足阳明外证(即经证)为："身热，汗自出，不恶寒，反恶热。"足阳明主脉，"伤寒三日，阳明脉大"。足阳明主燥，热盛于里，而蒸腾于外，故脉证俱显阳热盛亢之象。阳明病初起，或阳郁不伸，或表证未罢，亦有恶寒，但时间短暂。故不恶寒，反恶热，则能反映出足阳明病的本质，然此脉证，只是指其大要而已。

阳明病的本证，以热实和腑实为主。阳明病的热实证又可称为足阳明热实证。其证为：身大热、汗自出、不恶寒、反恶热、心烦、口渴、脉浮滑洪大等。足阳明热实为邪热盛于中焦胃腑，胃肠无燥屎阻结等，治法当清解足阳明之大热，如兼口干舌燥，大渴引水不解，或背微恶寒，或时时恶风，是足阳明热盛气津两伤之证，治宜益元气，生津液。若饥不能食，心烦懊恼不眠，但头汗出、舌苔微黄，是足阳明邪热扰于胸膈，治宜清宣郁热；若证见脉发热，渴欲饮水，小便不利，是阳明病。下后水热之结，宜育阴润燥，清热利水，虽足阳明下后变局，非阳明正局，故正局慎用利法。还有足阳明兼变之证，即发黄证。发黄有两大类，一类为阳黄，当属足阳明，病邪为热与湿合，湿热瘀结于中焦不解，因而发黄，其证为身、目、小便俱黄，黄色解明，并有身热，心烦懊恼，口干，胸脘痞闷，舌苔黄腻，脉多濡数，治宜清热利湿退黄为主。如外兼表邪，有寒、无汗、身痒等，应清而兼解表法。若寒湿在里而黄，属足太阴之阴黄，其证为黄色晦暗，身不发热，畏冷喜温，大便溏，舌淡苔白，脉沉迟缓等，当温中复阳以化太阴寒湿。

还有足阳明血热及蓄血证，其血分热为口干，但欲漱水不欲咽，必衄，与足阳明气分热口渴引饮不解者，自有不同。此外，阳明蓄血证，是因为足阳明患者久有瘀血故。其证见喜忘，大便虽硬而反出易，色黑如胶漆，与手阳明腑实证不同。然足阳明蓄血证当与手太阳蓄血证数条互参。

阳明病的腑实证又可称为手阳明腑实证。其证为：腹胀满痛、不大便、苔黄燥、潮热谵语、手足濈然汗出等。手阳明腑实亦有腑实轻证和腑实重证之分。

手阳明腑实轻证以燥热偏盛为主，证见蒸蒸发热，或心烦，或谵语，也有腹胀痞满等症。当泻热去实，利气消满为主。若手阳明腑实重证，除了上述症状之外，脉象变化沉迟有力，舌苔更加燥黄干裂，潮热谵语加重，腹大实大满硬痛，此为里热偏亢，手阳明燥结又甚，宜峻下其实热，涤除燥结。手阳明腑实重证更进一步，则会出现循衣摸床，惊惕不安，微喘直现，或目中不了了，睛不和等危证，当用急下存阴法或针刺救急之法。

脾约证由胃肠燥热津亏所致。虽列于手阳明，然无潮热、谵语等腑实证象，其主证有大便硬，亦有"不更衣十日，无所苦也"，宜用润下法。若津液内竭而大便硬，主证为"当须自欲大便"，宜用蜜煎等导法。

仲景在《伤寒论》中，反复列举了禁下若干条，实际已明确地告诫读者，足阳明病不可下，概括起来分析，则足阳明虚热气逆，（非结胸证）不可下，热在足阳明之经不可下；足阳明胃中虚冷不可下，欲作谷疸不可下；寒湿在太阴不可下；足阳明腑热津伤不可下；足阳明兼太少表邪者不可下；足阳明阳亢阴竭，精气将绝不可下；胃气就虚，气虚津亏不可下；足阳明热入血室亦不可下。

以上足阳明证各证候皆在"不可攻之"之例，则说明仲景在阳明篇中，已经逐条逐句指出了手足阳明经之间的异同，在下法的禁例条文中借用禁下等法则，来说明阳明病，实为足阳明热实证和手阳明腑实证，仲景辨阳明"胃家实"即是指此而言。

第三章 少阳病

第一节 辨少阳病脉证并治

一、概说

少阳包括手少阳三焦与足少阳胆腑而言。《内经》曰："三焦者，决渎之官，水道出焉。"三焦主决渎而通调水道，又为水火气机运行之道路。胆与肝相为表里，内藏精汁而主疏泄，故名"中精之腑"，胆腑清利则肝气调达，脾胃自无贼邪之患，同时手足少阳经互有联系，两经的病邪最易相互影响，故胆气功能疏泄正常，则枢机运转，三焦通畅，水火契机得以升降自如。

少阳外邻太阳，内近阳明，病状错杂，病邪每多传变，不但证情常有兼挟，而且手足少阳经证常相互兼见，由于足少阳经长而手经短，故少阳本证多表现为足少阳主证，而手少阳主证常参其间，故仲景言伤寒中风，"有柴胡证，但见一证便是，不必悉具"，即指此也。

少阳病由太阳之表而来者，可见发热、微恶寒、肢节烦疼、微呕、心下支结等，治宜和解发表并用，若少阳病因失治误治，阳盛入于足阳明胃腑，则见呕不止，心下急，郁郁微烦，或兼潮热，治宜和解清热。

若伤寒"过经"病入少阳，证见呕不止，心中痞硬，下利等上、中、下三焦俱病，当和解兼以通下为主。若伤寒误下，病入手少阳三焦，可见到胸满烦惊、谵语、小便不利，一身尽重等枢机不利，三焦邪气弥漫之证，宜通阳和表，泻三焦邪热，重镇而安神。

外邪侵犯少阳，出现口苦、咽干、目眩、往来寒热、胸胁苦满、默默不欲饮食、心烦喜呕、脉弦细、舌苔白等，称为少阳病。更有少阳病因失治误治，阳胜则入阳明之腑，阴盛则入三阴之脏，入脏则太阴而暴烦下利，入少阴则口干舌燥，入厥阴而心中疼热。还有妇人热入血室，亦归并为少阳之证。

二、少阳病纲要

【原文】少阳之为病，咽干，目眩也。（263）

【增文】当利足少阳，辅以手少阳。

【提要】少阳病提纲。

【析辨】少阳者，足少阳与手少阳也，虽为半表半里之邪，然其总证，偏于足少阳者多，手少阳者少。

一般言少阳病，除上述证候外，还有胸胁苦满、往来寒热、默默不欲饮食、心烦喜呕等，故本条应与96条所述主证合参，则较为全面。足少阳胆经脉，起于目锐眦，从耳后入耳中，扶咽出颐颔中，手少阳三焦脉，……其支者，从耳后入耳中，交颊，至目锐眦，故手足少阳经脉起讫皆有目锐眦。口苦、咽干、目眩等皆为手足少阳之邪热也，胆火上炎，则口苦、咽干；三焦火盛，循经上干空窍则咽干、目眩。总之，是因邪伤手足少阳经，三焦火盛，胆气上溢，热耗其津液，此论中风，乃伤寒邪传少阳之总纲。

成无己曰："足少阳，胆经也。"《甲乙》曰："胆者，中精之腑，五脏取决于胆，咽为之使。少阳之脉，起于目锐眦，少阳受邪，故口苦、咽干、目眩。因此，少阳之为病，多以足少阳证为主，而手少阳证常互参其间，治则当主刺足少阳经脉，手少阳经脉佐之。"

【原文】少阳中风，两耳无所闻，目赤，胸中满而烦者，不可吐下，吐下则悸而惊。（264）

【增文】手少阳中风，当刺外关、支沟、足临泣。

【提要】指出手少阳中风证治与禁忌及误治后变证。

【析辨】少阳中风，是风邪侵入少阳之经，手少阳受之。手少阳经脉，入缺盆，入膻中，下膈，循属三焦，其支者，从耳后入耳中。手少阳风火上扰，是动则病耳聋，无所闻，目锐眦痛而江赤。胸中满而烦者，手、足少阳经脉皆循经于此，故为少阳半表半里之胸满而烦，非太阳证具之邪陷胸满而烦，不可吐下，若吐下必耗伤气血，又手少阳受手厥阴之变，而出现心悸、惊惕等手厥阴变证。故少阳病禁用吐下之法，当刺手少阳外关、支沟，以清上焦邪热，配足少阳临泣，以利胆和解中焦。

《医宗金匮》曰："少阳，即首条口苦，咽干，目眩之谓也。中风，谓此少阳病，是从中风之邪传来也。少阳之脉，起目内眦，从耳后，入耳中，其支者，会缺盆，下胸中循胁。表邪传其经，故耳聋，目赤，胸中满而烦也。"

【注】足临泣：足少阳所注为俞木，主治胸中满，目眩，季胁支满，心痛，等。《甲乙》针二分，留五呼，灸三壮。

【原文】伤寒，脉弦细，头痛发热者，属少阳。少阳不可发汗，发汗则谵语，此属胃，胃和则愈，胃不和，烦而悸。(265)

【增文】足少阳伤寒，当刺肝俞、胆俞、支沟，若误汗，则转属阳明，当刺足阳明。

【提要】指出足少阳伤寒禁汗及误汗后变证与转归。

【析辨】头痛发热，三阳病皆有之。若脉浮而头痛发热，是病在足太阳之表，若头痛发热而脉洪大或滑数，是病在足阳明之里；今伤寒脉弦细而头痛发热，为邪欲入里，已在少阳之界，若又兼见口苦、咽干、目眩，为足少阳又兼手少阳证，宜当和解，刺肺俞、胆俞、支沟，若妄用汗法，使津液外泄，热盛胃燥，出现胆胃不和之证，当泄热和胃为主，故云"此属胃"。若胃不和则胃燥津伤更甚，不但谵语，且更增烦而悸之变证。

《医宗金鉴》曰："脉弦细，少阳之脉也。上条不言脉，此言脉者，补言之也。头痛、发热、无汗，伤寒之证也，又兼见口苦、咽干、目眩之证，故曰属少阳也。盖少阳之病，已属半里，故不可发汗。若发汗，则益伤其津，而助其热，必发谵语，则是转属胃矣。若其人津液素充，胃能自和，则或可愈。否则津于热结，胃不能和，不但谵语，且更增烦而悸矣。"

第二节　少阳病本证

一、少阳病本证

【原文】伤寒五六日，中风，往来寒热，胸胁苦满，默默不欲食，心烦喜呕，或胸中烦而不呕，或渴，或腹中痛，或胁下痞硬，或心下悸，小便不利，或不渴，身有微热，或咳者，小柴胡汤主之。(96)

【增文】此所谓半表半里证也。在半表者，客邪为病，在半里者，是主气受病，知是中风，伤寒兼见俱有之证。进可传太阴之里，退可还太阴之表。少阳受病可见耳聋、目赤、咽肿、心悸，知是从中风传来，手少阳三焦经受之。若兼见头痛、发热、无汗、口苦、胸胁苦满，则知是从伤寒传来，足少阳胆经受之。加之往来寒热，默默不喜饮食，心烦喜呕，胁下痞硬，小便不利等均为手足少阳兼见俱有之证。邪传至此，已无营卫之分，当刺足少阳、手少阳为宜。

【提要】指出少阳病的证治。

【析辨】伤寒或五六日，出现往来寒热等，加上口苦、咽干、目眩与弦细之脉，知邪已传至少阳，在半表者，客邪为病，在半里者，是主气受病，正邪相争，故往来寒热。

邪传少阳，手少阳三焦与足少阳胆俱受之，手少阳是经脉之后半部支脉受病，足少阳是经脉前半部受病。二经在臑外肩，大迎处交合后，共同入膈，下胸中。故少阳证以足少阳症状稍多，邪入胸膈后则二经症状相似。故见到耳聋目赤、咽肿心悸，知为手少阳支脉末端受病；若见口苦心烦、目锐眦痛、头痛发热、胁下痞硬等，知为足少阳先端受病。加之默默不喜饮食、往来寒热、心烦喜呕、小便不利均为手足少阳兼见俱有之证。

然手足少阳位于半表半里，亦易于影响其他脏腑，如胁下痞硬，为肝胆气郁，邪凑其经。腹中痛，为木克土，肝胆气逆犯脾；心烦喜呕为足阳明受邪；水停心下，为心下悸；水停下焦膀胱则为小便不利；或寒饮射肺则为咳；其余诸证，时或有之，总宜以小柴胡汤主之。观其经脉，总宜以手足少阳经为主，各随见证可加减治之。

方中行曰："伤寒五六日，中风、往来寒热，互文也。言伤寒与中风，当五六日之时，皆有此往来寒热之下之证也。五六日，大约言也。"

往来寒热者，邪入躯壳之里，脏腑之外，两夹界之隙地，所谓半表半里，少阳所主之部位。故入而并于阴则寒，出而并于阳则热，出入无常，所以寒热间作也。胸胁苦满者，少阳之脉，循胸络胁，邪凑其经，伏饮搏聚也。默，静也。胸胁既满，谷不化消，所以静默不言，不需饮食也。心烦喜呕者，邪热伏饮搏胸胁者，涌而上溢也，或为诸证者，邪之出入不常，所以变幻不一也。

少阳病外刺加减法：

△若胸胁苦满，刺足少阳阳辅。

△若腹中痛，刺足三里、行间。

△若心下悸、小便不利，刺膀胱俞、心俞。

△若咳者，刺列缺、鱼际。

△若耳聋、咽肿，刺关冲、涌泉、三焦俞。

△若头痛、颔痛，胁下痞痛，刺侠溪、足临泣。

△若不渴、外有微热，刺胆俞、肝俞。

△若心烦喜呕，刺足三里、阳辅、中脘、行间。

【注】行间：足厥阴肝脉所溜为荥火，肝实则泻之。主治：呕逆，胸胁痛，腹中胀痛，肝心痛，中风，小腹肿等。《素注》针三分；《铜人》灸三壮，针六分，留十呼。

【原文】血弱气尽，腠理开，邪气因入，与正气相搏，结于胁下。正邪纷争，往来寒热，休作有时，默默不欲饮食。脏腑相连，其痛必下，邪高痛下，故使呕也，小柴胡汤主之。服柴胡汤已，渴者，属阳明，以法治之。(97)

【增文】热入血室，邪可结于胁下。血弱气尽，足少阳受邪，亦可结于胁下，当刺足少阳。

【提要】再述少阳病血弱气尽与转属阳明的治法。

【析辨】妇女经水适来，中风、伤寒以致血弱气尽，腠理开，邪正相搏，邪结于胁下者，为热入血室，当刺期门。本条言人体气血虚弱，阳气不能卫外，邪乘虚侵入，正邪相争，争于阳则热，争于阴则寒，故往来寒热。足少阳已入半里，故"默默不欲饮食"，肝与胆相表里，故"脏腑相连"也。肝木乘脾，则为腹痛，胆热犯界，故使呕逆。"邪高痛下"者，邪高，足少阳为患，痛下，足阳明受邪，亦为木克土也。仲景重出此条，仍主以足少阳，不必另从厥阴血室中求治也，用治法当取足少阳，用方宜用柴胡汤。若服柴胡汤后反渴者，此病不在足少阳，已属足阳明，是热已入胃亡津液而渴，与少阳病口渴又不相同，故当刺足阳明。

【原文】本太阳病不解，转入少阳者，胁下硬满，干呕不能食，往来寒热，尚未吐下，脉沉紧者，与小柴胡汤。(266)

【增文】当刺阳辅、行间、足三里。

【提要】指出足太阳转入足少阳的脉证治法。

【析辨】本太阳病不解，而出现胁下硬满，往来寒热，干呕不能食，是病已转入足少阳，尚未吐下，是未经误治，正气尚在，一般无邪陷三阴之可能。脉沉紧者，是对浮而言，知太阳证罢，邪将入里，紧脉为弦之甚者，为少阳本脉。胁下硬满，干呕不能食，木克土也，当抑木以实土。故宜刺阳辅、行间，以泻肝胆木，再取足三里以和中，仍属和解之法也。

【原文】伤寒四五日，身热，恶风、颈项强，胁下满，手足温而渴者，小柴胡汤主之。(99)

【增文】三阳合病之始，当刺肝俞、胆俞、阳辅。

【提要】三阳证见，治从少阳以和解为主。

【析辨】伤寒四五日，身热、恶风、颈项强，属足太阳表证；胁下满，属足少阳半表半里证；手足温而渴，属足阳明里证。本条三阳证俱见，太阳、阳明之邪微，少阳近里而证显，故治以少阳为主，处方仍宜用小柴胡汤。针刺宜取阳辅、胆俞、肝俞，以和解其表里也。

【原文】伤寒，阳脉涩，阴脉弦，法当腹中急痛，先予小建中汤；不瘥者，小柴胡汤主之。(100)

【增文】木乘土位则急，先刺足阳明，再刺足少阳。

【提要】指出少阳兼里虚寒证。

【析辨】伤寒，脉浮取而涩，为营卫气血不足。脉沉取而弦，是木入土中，土虚木乘也。弦主病在少阳，又主痛，腹中急痛见此脉，主要由于中焦虚寒，气血不足，表虚又里急，故先予小建中汤，或针足阳明经，以补营卫。缓中急，或不瘥，再和少阳，刺宜取足少阳，用方当用小柴胡汤。本证以中焦虚寒腹痛为主，少阳之邪次之。治法侧重先建中气，而后和解少阳，故与少阳本证略似而治法不同，可以明确证候与治法之主从关系。

汪苓友曰："此条乃少阳病兼挟里虚之证。伤寒脉弦者，弦本少阳之脉，宜予小柴胡汤。兹但阴脉弦而阳脉涩，此阴阳以浮沉言，脉浮取之则涩而不流利，沉取之则亦弦而不和缓。涩主气血虚少，弦又主痛，法当腹中急痛，与建中汤者，以温中补虚缓其痛而兼散其邪也。先温补矣，而弦脉不除，痛犹未止者，为不瘥。此为少阳经有留邪也，后以小柴胡汤去黄芩加芍药以和解之。盖腹中痛，亦柴胡证中一候也，愚以先补后解，乃仲景神妙之法。"

【原文】伤寒中风，有柴胡证，但见一证便是，不必悉具。凡柴胡

汤病证而下之，若柴胡证不罢者，复与柴胡汤，必蒸蒸而振，却复发热汗出而解。（101）

【增文】但见一证者，为手足少阳共有之证，故不必悉具，当刺手足少阳，若振汗而解者，为瞑眩也。

【提要】指出柴胡汤的使用法及误下后服柴胡汤的机转。

【析辨】无论伤寒中风，邪传少阳，只要有一个以柴胡为主证的症状出现，都可以小柴胡汤随证加减治之。所谓一证，当指少阳主证之一而言，如往来寒热、胸胁苦满、心烦喜呕等。此说明病在半表半里之间，手足少阳皆受病，因此，自可不必待其悉具也。当根据证型，选用手足少阳经中的穴位。如果有柴胡疑似之证，就应当慎重考虑。如胁下满痛，本渴而饮水呕者，柴胡不中予也；或但欲呕，胸中痛微溏者，亦非柴胡证。因此，又当细心详辨也。

病在少阳，治当和解，若误下后柴胡证仍在，还可以再使用小柴胡汤。还有因误下后正气受损，服汤后正气得药力之助，奋起抗邪，正邪交争，必蒸蒸而振，继而发热，遂汗出而解，此种病解的机转过程即称"战汗"，亦称为瞑眩。三阳证之中，均有意外症状出现而疾病随之而解的情况，不独少阳病之战汗，故我们把此类现象称为瞑眩。

【原文】阳明病，发潮热，大便溏，小便自可，胸胁满不去者，与小柴胡汤。（229）

【增文】足阳明兼足少阳证，当刺足阳明、足少阳。

【提要】指出足阳明病且足少阳证未去的治法。

【析辨】阳明病，发潮热，似乎手阳明腑实之证，但手阳明腑实必大便硬而小便数，今大便溏，小便自可，腹无满痛之苦，虽有潮热，是手阳明腑实证尚未形成，是谓身热汗出，不恶寒反恶热的足阳明外证。且有胸胁满不去，当属足少阳证未罢，故仍须从少阳论治，而予小柴胡汤。针刺则稍有不同，当同时取足阳明与足少阳同治，亦为和解之法也。取穴阳辅、足三里。

【原文】阳明病，胁下硬满，不大便而呕，舌上白苔者，可与小柴胡汤，上焦得通，津液得下，胃气因和，身濈然汗出而解。（230）

【增文】此足阳明传手足少阳也，当刺胆俞、胃俞、阳辅、关冲。

【提要】指出足阳明传手足少阳病证治。

【析辨】本条承上条，上条为足阳明兼足少阳，少阳证未罢，故从少阳论治。本条是阳明病，不大便，胁下硬满而呕，传少阳也。手足少阳皆受病，故从三焦与胆同治。呕而舌上白苔者，病在足阳明与少阳表里之间，当清中、上焦，胁下硬满，病在中焦足少阳胆受邪，当泻胆通理中焦；不大便为下焦不通，津液不得下，当清上通下，用方当用小柴胡汤，针刺宜刺胆俞、胃俞、阳辅、关冲，以宣通中、上二焦气机，使胃气和降，胁下硬满可去，下焦大便自然调和，三焦通畅，气机无阻，则可全身濈然汗出而汗解，此机为瞑眩也。

张令韶曰："不大便者，下焦不通，津液不得下也；呕者，中焦不治，胃气不和也；舌上白苔者，上焦不通，火郁于上也，可与小柴胡汤调和三焦之气，上焦得通而白苔去，津液得下而大便利，胃气因和而呕止，三焦通畅，气机旋转，身濈然汗出而解也。"

【原文】伤寒五六日，头汗出，微恶寒，手足冷，心下满，口不欲食，大便硬，脉细者，此为阳微结，必有表，复有里也。脉沉，亦在里也，汗出，为阳微。假令纯阴结，不得复有外证，悉入在里，此为本在里半在外也，脉虽沉紧，不得为少阳病。所以然者，阴不得有汗，今头汗出，故知非少阴也，可与小柴胡汤，设不了了者，得承气而解。（148）

【增文】阳微结者，刺胃俞、三焦俞、大肠俞、侠溪，阴微结者，当补少阴。

【提要】指出阳微结的辨证及与阴微结的鉴别。

【析辨】伤寒五六日，头汗出，微恶寒，是表证尚在，手足冷为阳郁于里不能达于四末。脉细（当是脉沉紧而细），为气血流行不畅，心下痛、口不欲食、大便硬，是为阳结已微成形，不过热结尚浅，且表证未解，故称阳微结。由于阳微结有脉沉细紧、手足冷、微恶寒等症，有似少阴纯阴结，但有头汗出的外证，证原属阳，为枢机不利，故在半表半里之间也，当选用俞穴以治阳微结，加侠溪以解枢机之不利也。用方当仍宜用小柴胡汤，使上焦得通，津液得下，汗出而解。若里气未和，病人尚不了了，自当微通其便，宜刺支沟，照海，大、小肠俞。阴微结者，乃少阴气衰微，当温通大补少阴。

成无己曰："伤寒五六日，邪当传里之时，头汗出，微恶寒者，表仍未解也；手足冷，心下满，口不欲食，大便硬，脉细者，邪结于里也；大便硬为阳结，此邪热传于里，然以外带表邪，则热结犹浅，故曰阳微结。脉气虽为在里，若纯阴结则更无头汗恶寒之表证，诸阴脉皆至颈胸而还，不上循头，今头汗出，知非少阴也。与小柴胡汤，以除半表半里之邪。服汤已，外证罢而不了了者，为里热未除，于汤取其微利则愈，故云得屎而解。"

二、少阳轻证禁例（小柴胡汤禁例）

【原文】得病六七日，脉迟浮弱，恶风寒，手足温，医二三下之，不能食而胁下满痛，面目及身黄，颈项强，小便难者，与柴胡汤，后必下重。本渴饮水而呕者，柴胡不中与也，食谷者哕。(98)

【增文】寒湿在里，邪在太阴，当刺足三里、胃俞、至阳，灸中脘、大都。

【提要】指出表病里虚误下致变及寒湿中阻的柴胡疑似证。

【析辨】得病六七日，脉浮弱，恶风寒，为太阳证脉。脉迟，不发热，手足温，是病与太阴有关。此因病人脾阳素虚，感受风寒，治当温中解表。若误认为阳明证而屡用下法，则表里两失，脾胃更虚而不能食，脾虚而寒湿郁滞，太郁不达，故胁下满痛，肝胆疏泄功能受累，胆汁不循常道，因而面目及身俱黄，脾失转输之职，水行不利，故小便难，颈项强是表仍未解，此时治法当以温中祛湿为主。当刺足三里、胃俞，灸中脘、大都，此亦为"于寒湿中求之"之意。若误认为胁下痛为少阳枢机不利，而用小柴胡汤，则苦寒伤中，必致脾气下陷，更增

163

泻利下重，故脾阳不足而寒湿中阻者，出现柴胡疑似证，不可妄用小柴胡汤。

"本渴饮水而呕者"非少阳之呕，缘误下伤及脾胃，妄用小柴胡汤，则中气必败，进而必成食谷则哕之变证，此又当急救脾胃之阳矣。《医宗金鉴》曰："得病六七日，少阳入太阴之时也。脉迟，太阴脉也。脉浮弱，太阳脉也。恶风寒，太阳证也。手足温，太阴证也，医不以柴胡桂枝汤而和之，反二三下之，表里两失矣。今不能食，胁下满痛，虽似少阳之证，而实非少阳也。面目及身发黄，太阴之证已具也。颈项强，则阳明（"阳明"疑为"太阳"之误）之邪未已也。小便难者，数下夺津之候也。此皆由医之误下，以致表里杂糅，阴阳同病。若更以有少阳胁下满痛之一证，不必悉具，而又误用柴胡汤，则后必重，是使邪更进于太阴也。"

成无已曰："不因饮水而呕者，柴胡阳证。若本因饮而呕者，水停心下也。"《金匮要略》曰："先渴却呕者，为水停心下，此属饮家。饮水者，水停而呕。食谷者，物聚而哕，皆非小柴胡汤所宜。"

第三节　少阳病兼变证

一、变证治则

【原文】若已吐、下、发汗、温针，谵语，柴胡汤证罢，此为坏病，知犯何逆，以法治之。(267)

【增文】此热陷阳明，为坏病，知犯何逆，随经治之。

【提要】少阳病误治后者变证的救逆治则。

【析辨】少阳病治法当以和解为主，反以汗吐下温针误治，使邪热陷入阳明，故发谵语，已成坏证，此时当分析邪在何经。若出现身大热、汗自出不恶寒、反恶热、口渴、心烦、谵语、脉浮滑洪大等，当是邪热入于足阳明胃腑，法当清足阳明之大热，若除了谵语以外，更有潮热、腹胀满、不大便、舌苔燥黄、脉象沉实有力、手足濈然汗出等。知邪热已结实于手阳明腑，成为手阳明腑实证，又当泻热去实为急务，若无谵语，而见他经坏证，此时救治原则，须凭证凭脉而随证治之。

二、少阳兼表证(柴胡桂枝汤证)

【原文】伤寒六七日，发热，微恶寒，肢节烦痛，微呕，心下支结，外证未去者，柴胡桂枝汤主之。(146)

【增文】此太少同病，解少阳为主，散太阳为兼，当刺肝俞、胆俞、膈俞、侠溪、足临泣。

【提要】指出少阳兼太阳的证治。

【析辨】伤寒六七日，病邪已入少阳，而太阳外证未罢。有发热，恶寒，肢节烦痛，是足太阳中风证；微呕，心下支结，是少阳柴胡证。本条用两个"微"字来说明太阳证中风及少阳证胆胃不和，均为太少之轻证。此足太阳足少阳并病表里不解，法当双解之，当刺肝俞、胆俞、膈俞、侠溪、足临泣，以解少阳为主，散太阳为兼，用方宜柴胡桂枝汤。

程知曰："此邪入少阳，而太阳证未去者也。发热恶寒，肢节烦痛，太阳证也，乃恶寒而微，但肢节烦痛，而不头项强痛，则太阳证稍减矣。呕而支结，少阳证也，乃呕逆而微，但结于心下之偏旁，而不结于两胁之间，则少阳亦尚浅也。若此者，惟当以柴胡汤和解少阳，而加桂枝汤以发散太阳，此不宜之法也。"

三、少阳兼水饮内结证(柴胡桂枝干姜汤证)

【原文】伤寒五六日，已发汗而复下之，胸胁满微结，下便不利，渴而不呕，但头汗出，往来寒热，心烦者，此为未解也，柴胡桂枝干姜汤主之。(147)

【增文】当刺膈俞、承山、三焦俞、支沟。

【提要】指出少阳病兼水饮内停的证治。

【析辨】少阳主手足两经及胆与三焦两腑。伤寒五六日，经汗下等治疗后，表证已罢，邪入少阳，出现胸胁满微结，小便不利，渴而不呕，但头汗出，心烦等症，是手少阳三焦证多于足少阳胆证，三焦决渎功能失调，故水饮留于中焦则胸胁满微结，阳气不得下达，而故小便不利之下焦水结，水结则津不升，故口渴，头汗出，往来寒热，为半表半里也。心烦者，是水邪闭于胸膈中焦，三焦火不得外发，则返于手厥阴心包是也，当于和解中以化饮解结为治，主用柴胡桂枝干姜汤，针刺以宣上为通下之法，当刺肺俞、支沟、三焦俞、承山。

第四节　少阳重证

一、少阳阳明两急证（大柴胡汤证）

【原文】太阳病，过经十余日，反二三下之，后四五日，柴胡证仍在者，先予小柴胡汤，呕不止，心下急，郁郁微烦者，为未解也，与大柴胡汤下之则愈。（103）

【增文】少阳不解，足阳明热实，当泻足少阳、足阳明。

【提要】指出少阳病兼足阳明腑热证。

【析辨】太阳病传过三阳经十余日，法当和解，而不得妄用攻下。医不随经施治，反二三下之，所幸未致变逆，后四五日，见柴胡证仍在，宜先予小柴胡汤以和解少阳。若服小柴胡汤以和解少阳，证见呕不止，心下急，郁郁微烦等，是因屡下之后，病邪兼入足阳明胃腑，郁烦热结于心下，急则满闷已极，系胃脘部有窘迫拘急不快或疼痛之感，一派足阳明热结之状。

仲景曰，"予大柴胡阳下之则愈"，言"下之"，非指实热燥结于手阳明腑，而是指足阳明热结，应下其实热为宜，故用大柴胡汤和解下其热。针刺当取足阳明厉兑、上廉，以泻胃中结热，再刺足少阳阳辅、侠溪，泻木不使其克中土，此胆胃通治之大法也。

【原文】伤寒发热，汗出不解，心中痞硬，呕吐而下利者，大柴胡

汤主之。（165）

【按】下利之"下"字，当是"不"字，上吐下利者非大柴胡汤证。

【增文】少阳阳明两急，心中热结成痞，当刺上廉、足三里、胃俞、阳辅。

【提要】指出少阳病兼足阳明热痞的治法。

【析辨】伤寒发热，汗出而不解，更见心下痞硬，呕吐而不下利者，是少阳病兼见足阳明热结成痞之证。邪入少阳，枢机不利，气机不畅，故心中痞硬，胆逆犯胃，则见呕吐，此少阳、阳经两急，足阳明胃腑热结成痞，当刺上廉、足三里、胃俞、阳辅。此为胆胃通治又一法也。

《医宗金鉴》曰："太阳病发汗出不解，心下痞硬，下利不呕吐者，此表里俱虚，桂枝人参汤证也；若呕吐不利者，此表里俱实，大柴胡汤证也。彼则脉微弱，此则脉必有力也。"

二、少阳阳明误下热结证（柴胡加芒硝汤证）

【原文】伤寒十三日不解，胸胁满而呕，日晡所发潮热，已而微利。此本柴胡证，下之以不得利，今反利者，知医以丸药下之，此非其治也。潮热者，实也。先宜服小柴胡汤以解外，后以柴胡加芒硝汤主之。（104）

【增文】少阳阳明两急，误下致胃热肠虚，潮热者，足阳明热实也，当刺厉兑、上廉、曲池、阳辅。

【提要】指出少阳兼足阳明热实误下后证治。

【析辨】伤寒十三日不解，过经也。胸胁满而呕，日晡所发潮热，已而微利，此本大柴胡汤之少阳兼足阳明热实证。当用和解兼清下之剂为治，则诸证可愈，何以继见微利？询知为医以丸药攻下所致，因病邪不在手阳经，未见腹满实痛，大便干结等腑实之证。丸药欲攻其实邪，攻之肠道虽通，却下利不止，是为肠虚，但热实仍结在足阳明胃腑，故成肠虚胃实之少阳阳明两急之证。此乃潮热之足阳明里实未去，且又少阳病未解，加之先因误攻而大便微利，故当刺厉兑、上廉，清泻足阳明，针阳辅，和解少阳，取曲池，以补大肠兼清余热不尽。

用方则先以小柴胡汤和解少阳，若不愈，再用柴胡加芒硝汤，于和解中兼清胃热。

程郊倩曰："胸胁满而呕，日晡所发潮热，此伤寒十三日不解之本证也。微利者，已而之证也。本证经而兼腑，自是大柴胡，能以大柴胡下之，本证且罢，何有于已而之下利。乃医不以柴胡之辛寒下，而以丸药之毒热下，虽有所去，而热以益热，遂复留中而为实。所以下利自下利，而潮热仍潮热。盖邪热不杀谷，而逼液下行，谓云热利是也。潮热者，实也，恐人疑攻后之下利为虚，故复指潮热以证之。此实得之攻后，究竟非胃实，不过邪热搏结而成，只需于小柴胡外，后但加芒硝一洗涤之，以从前已有所去，大黄等并不可用，盖节制之兵也。"

三、误下邪壅三焦证（柴胡加龙骨牡蛎汤证）

【原文】伤寒八九日，下之，胸满烦惊，小便不利，谵语，一身尽重，不可转侧者，柴胡加龙骨牡蛎汤主之。（107）

【增文】邪壅三焦，复阳厥。胆木失荣，胃土受伤，正虚邪胜，心包不宁，治当攻补兼施，和解镇固，宜刺手少阳关冲、天井、足少阳阳辅、侠溪，再刺手厥阴心包内关，足太阴络、阴维脉公孙。

【提要】指出伤寒误下，邪壅三焦，阳厥谵语的证治。

【析辨】伤寒八九日，邪未解，若误用攻下，其邪乘机内陷，弥漫全身，形成三焦俱病虚实互见的变证。下后正气受伤，邪陷少阳。在上焦者，轻则胸痛，重则结胸，热入于胸，累及心包，轻则烦惊，重则昏狂谵语。在中焦者，大部入足少阳，少阳枢机不利，胆木失荣，足少阳气厥逆，一身尽重，心胁痛不能转侧，而成阳厥谵语；一部入胃，胃热上蒸，心包被扰，故令惊惕。在下焦者，轻则小便不利，重则少腹满痛，小便不利者，客热下焦，水道阻塞。邪壅三焦，水无出路，所以一身尽重，此乃阳经湿热之身重也，非亡血津枯、寒湿风湿之身重。治当攻补兼施，和解镇固为宜，当刺手少阳关冲、天井，以泻三焦湿热，取足少阳阳辅、侠溪，和解内外，发中有收；再刺手厥阴心包内关，足太阳络脉阴维脉公孙，以解心包内塞，挽手厥阴之虚阳外越，共奏攻补兼施，重镇安神之功。其刺法有如柴胡加龙骨牡蛎汤，以错杂之药，而治错杂之病也。

四、传变与预后

【原文】伤寒六七日，无大热，其人躁烦者，此为阳去入阴故也。（269）

【提要】指出解伤寒表病入里之证。

【析辨】伤寒六日，无大热，其人躁烦者是表病入里之象，然有躁烦者，阳证阴证均可出现，阳证者，里热盛也，所谓阳证者，有两种情况：一种是阳邪内陷，入三阴之经；二是邪入三阴，从虚从寒。若欲确定诊断，还须综合脉证详辨。

柯韵伯曰："此条是论阳邪自表入里证也。凡伤寒发热至六七日，热退身凉为愈。此无大热，则微热尚存，若内无烦躁，亦可云表解而不了了矣。伤寒一日，即见烦躁，是邪气外发之机；六七日乃阴阳自和之际，反见烦躁，是阳气内陷之兆，阴者指里而言，非指三阴也。或入太阳之本，而热结膀胱；或入阳明之本，而胃中干燥；或入少阳之本，而胁下硬满；或入太阴而暴烦下利；或入少阴而口干舌燥；或入厥阴而心中疼痛，皆入阴之谓。"

【原文】伤寒三日，三阳为尽，三阴当受邪；其人反能食而不呕，此为三阴不受邪也。（270）

【提要】指出伤寒不传三阴之证。

【析辨】《伤寒论》撰用《素问·热论》：有一日太阳，二日阳明，三日少阳，四日太阴，五日少阴，六日厥阴受之。此乃《内经》以其大概而言，不可以拘其日数也。能食不呕，是里气和，邪不传阴，但在阳也，或为太阳，或在少阳，宜和里解表为宜。汪苓友曰："邪在少阳，原呕不能食，今又能食不呕，可证里气之和，而少阳之邪自解也。里既和而少阳之邪解，则其不传三阴。"

【原文】伤寒三日，少阳脉小者，欲已也。（271）

【提要】指出少阳病欲愈的脉象。

【析辨】《内经》云："大则邪至，小则平。"伤寒三日，少阳受之，其主脉当大，脉若大者，是邪盛欲传，今脉小，为邪衰欲愈。若脉小而病剧，则是邪胜正衰，又当作别论。故脉小有邪盛正虚之候，又有邪衰欲愈之候，亦有邪胜正衰之候。应当根据现有症状来判断，不可拘泥于脉象。

【附】热入血室相关备考原文。

【原文】妇人中风，发热恶寒，经水适来，得之七八日，热除而脉迟，身凉，胸胁下满如结胸状，谵语者，此为热入血室也，当刺期门，随其实而取之。（143）

【增文】若不瘥，刺行间、阳辅，宜肝胆同治，随其血分实热而泻之。

【提要】指出热入血室的证候及治法。

【析辨】妇人中风，发热恶寒，是表证。若经水不来，热必难以传入血室，令经水适来，得之七八日后，脉迟身凉，则表证已解。若复见胸胁下满，如结胸状，加之谵语，则知非表邪入里，乃表邪之热因经水适来，乘虚而入血室。此时或用小柴胡汤已迟，当刺期门，因期门为肝之募穴，肝为藏血之脏，刺之以泻其实邪，其病当愈。若不瘥，再刺足厥肝脉所溜荥火行间，此穴为肝之泻穴也。肝实当泻之，再加足少阳泻穴阳辅，以肝胆相为表里，泻其胆经实热，以泻为补耳，实者去而虚者回，此乃肝胆同治之法也。

【原文】妇人中风，七八日续得寒热，发作有时，经水适断者，此为热入血室。其血必结，故使如疟状，发作有时，小柴胡汤主之。（144）

【增文】邪发于经，结而未实，当刺阳辅。若不瘥，再到期门。

【提要】指出热入血室轻证的治法。

【析辨】妇人中风七八日后，续得寒热，发作有时，发病之后，邪热内结而月经适断，此为热入血室。然此条虽结而无胸满胁痛，结胸谵语等证，是结而未实。本条尚有如疟状之寒热，发作有时，此为邪在少阳。少阳与厥阴相表里，上条是邪实于脏，故刺期门，此条为邪发于少阳之经，又有血结而寒热如疟，当刺少阳阳辅，以和解枢机，从表里治法。若邪热与血相结，血热相搏，脉道阻滞不利，病势加重，由腑转脏者，再刺期门。

程知曰："前证经水来，而胸胁满结谵语，是邪实于藏也，故用刺以泻之。此证因血结而寒热如疟，是邪发于经也，故用小柴胡汤和之"。

【原文】妇人伤寒，发热，经水适来，昼日明了，暮则谵语，如见鬼状者，此为热入血室，无犯胃气及上二焦，必自愈。（145）

【增文】必自愈者，以经行热随血去，瞑眩是也，若不瘥，当刺阳辅、行间。

【提要】再论热入血室及瞑眩自愈。

【析辨】妇人伤寒热入血室，经水适来。邪不在阳，则昼日明了，暮则谵语，如见鬼状者，是邪在阴血，血热上扰所致。无犯胃气及上二焦者，是指示医者汗、吐、下三法，皆不可轻用，发汗则犯上焦；此虽热入血室而无满结，不可轻易刺期门，以犯其中焦，必以经行则热随血去，血下则邪热有外泄之机。若不瘥，可刺阳辅、行间，以行胆肝同治之法。

◎ 小　结

少阳主半表半里，以病人的自觉证"口苦、咽干、目眩"为提纲，少阳包括手少阳三焦与足少阳胆。《内经》曰："三焦者，决渎之官，水道出焉。"三焦主决渎而通调水道，又为水火气机运行之道路。胆内藏精汁主疏泄，故名"中精之腑"，胆与肝相为表里，胆腑清利则肝气调达，脾胃自无贼邪之患。手少阳三焦配心包络，属相火，三焦病可影响心包，同时手足少阳经关联最密，两经的病邪最易相互影响，故两经病证常相互兼见，由于足少阳经脉长而手少阳经脉短，故少阳本证多表现为足少阳主证，而手少阳主证常参其间。故仲景论伤寒与中风，"有柴胡证，但见一证便是，不必悉具"，即是指此。

外邪侵犯少阳，多由正气较弱，病邪易入，所谓"血弱气尽，腠理开，邪气因入"。治法当施以和解，而有汗、吐、下法三禁。因病不在表，则不可汗；非里，又不可下；病位虽在上焦，但非有形痰实阻滞，自不可施吐法。然少阳兼表兼里证，则治法又于和解中又有兼汗兼清下之法，此又当例外。

少阳本证，除了"口苦、咽干、目眩"外，还有"往来寒热、胸胁苦满、默默不欲饮食、心烦喜呕"等主症。邪传少阳，手少阳与足少阳俱受之。手少阳是经脉之后半部支脉受病，足少阳是经脉前半部受病，二经在臑外肩大迎处交合后，共同入膈，下胸中。因此，见到耳聋、目赤、咽肿、心悸等，知为手少阳支脉末端受病；若见到口苦心烦、目锐眦痛、头痛发热、胁下痞硬等，则知为足少阳先端受病。邪入胸膈后，二经的症状较为相似，加之默默不喜饮食、往来寒热、心烦喜呕、咽干目眩等，均为手足少阳兼见俱有之证，不过多以足少阳证为多，手少阳证常参其中，邪传至此，已无营卫之分，当在半表半里之间也。

少阳病的治法，当以和解为主，然针刺法定要辨清经脉，随经治之。如手足少阳同受病，当同刺两经穴位，若以足少阳病证为主，则当重点在足少阳经穴；若足阳明兼足少阳病，当足少阳足阳明同治；若太阳证未罢，又兼有少阳证，当太少双解法治之；若少阳兼里虚寒证，又当先建中气，后解少阳；若少阳兼水饮内停，又当以通利三焦为主；若少阳兼咳者，又宜少阳兼降肺为主。

如少阳证误治后出现变证，进而进一步加重。如少阳阳明两急证，当急泻足少阳、足阳明；若少阳兼表里虚实错杂，目又邪壅三焦，阳厥谵语者，又当补泻兼施，和解镇固为宜。以上皆是少阳病中，因证候有兼夹，有变局，故治法虽以和解为主，而兼治法又有种种不同，然针刺则应随经辨证治之。少阳病有从表而来者，有自发于少阳者，亦有里病向外而从枢解者。病入少阳，阳盛则易入于阳明之腑，阴盛则多入三阴之脏。入脏则太阴而暴烦下利，入少阴则口燥舌干，入厥阴而心中疼热。亦有病虽多日而柴胡证仍在，若正气尚旺，脾胃气和，亦不传变。故曰："伤寒三日，三阳为尽，三阴当受邪，其人反能食而不呕，此为三阴不受邪也。"

此外，热入血室，亦归并于少阳病。因热入血室之轻者，仅有血结而寒热如疟，是病邪发于少阳之经。虽为热入血室，但是结而未实，故从少阳治。不刺期门而刺阳辅，因势利导，从枢外解。热入血室之重者，出现胁下满，如结胸状，或少腹硬满，谵语，此乃表邪之热因经水适来，乘虚而入血室。此时，从少阳治已迟，治法当刺期门，以泻其邪实。或因经水适来，邪有出路，所谓"必自愈"，为经行热随血去之意，即瞑眩自愈，亦寓活血祛瘀使血行结散之意。

第四章　太阴病

第一节　辨太阴病脉证并治

一、概说

太阴包括手太阴经与足太阴经，手太阴为阳中之阴，足太阴为阴中之至阴，肺与大肠相为表里，脾与胃同属"仓廪之官"。脾之经脉联胃属脾络嗌，故《素问·太阴阳明论》曰"喉主天气，咽主地气""脾气散精，上归于肺"，喉司呼吸，肺气所出，咽纳水谷，下通于胃。

太阴病，伤于风者，上先受之；伤于湿者，下先受之。太阴病寒湿停聚者多，外兼表证者少。伤于阳中之阴的手太阴肺经，治当解表；伤于阴中之至阴的足太阴脾经，治当温中健脾为主。太阴病的成因有二，一是太阳病误下，中伤邪陷，转属足太阴，或本中阳不足复感风寒，或足太阴本身自病，误下致胸下结硬，伤及胸阳。二是足太阴伤于寒湿，或因足阳明清下太过，损伤脾阳。邪犯太阴，肺脾之阳受损，升降失调，运化失职，必易寒湿停聚于中焦，致使脾胃功能失调而发生腹满时痛、吐利不食等症，这一系列证候大都为气虚中寒的反映，所以太阴病则以足太阴虚寒证为主，手太阴中风证为辅。

因此，太阴病的治疗原则是"当温之"，也就是说，以温中健脾，祛寒燥湿为主，散寒解表为辅，因手太阴表虚故也。另外，太阴病有表里相兼的，也有表虚里实的，亦有寒热互见的，故应具体分析，随证施治。

二、太阴病纲要

（一）太阴病提纲

【原文】太阴之为病，腹满而吐，食不下，自利益甚，时腹自痛。若下之，必胸下结硬。(273)

【增文】足太阴之为病，当补足太阴经，若胸下结硬，自利益甚者。庚辛金受病也，肺虚肠寒，脾不散精归肺，肺无阳火化气则为坚阴，脾肺两虚，则洞泄不止，当补肺与大肠。

【提要】指出太阴虚寒证的辨证提纲。

【析辨】太阴，肺脾二经也。足太阴脉布胃中，络于嗌；手太阴脉下络大肠，还循胃口。因此，寒邪传太阴，肺、脾、胃、大肠均受影响。寒邪循经犯胃，故吐食不下；邪传足太阴，故腹满时腹自痛。太阴误下，中气益虚，脾气不散精归于肺，肺气不宣，无阳以化气则为坚阴，故必胸下结硬，固肺为阳中之阴，阴邪结于胸下之阴分，不同于阳邪结胸之在胸，且按之痛也，又不同于痞之濡而软。仲景言"胸下结硬"已明示胸下阴邪结于手太阴经，当从手太阴经治，虽无治法，然手太阴提纲已确足矣。

本条自利益甚者，盖肺与大肠相合，肺脾两虚，寒虚相搏，肺气不足，脾阳不健，则肠寒可知，故自利益甚。

（二）太阴病刺篇

△食不下，呕吐：灸足三里、中脘，针胃俞。

△腹满，时腹自痛：灸大都、天枢、足三里。

△自利益甚：灸曲池、足三里、三阴交。

△胸下结硬：灸太渊、膈俞、肺俞。

△结气上喘：刺中脘、肺俞，灸气海。

△绕脐痛满：刺足三里、天枢。

△腹寒不食：灸阴陵泉、神阙。

△胸腹膨胀，气鸣：刺合谷、足三里、曲池。

△支满不食：针肺俞、中脘、足三里。

《医宗金鉴》曰："太阴脾经也，其脉布脉中，络于嗌，寒邪传于太阴，故腹满，时腹自痛。寒邪循经犯胃，故吐，食不下，此太阴里虚，邪从寒化之证也，当以理中四逆辈温之。"

第二节　手太阴本证

一、手太阴表证

【原文】太阴病，脉浮者，可发汗，宜桂枝汤。（276）

【增文】手太阴之为病，上气喘咳，胸满者，当刺手太阴。

【提要】指出手太阴证的辨证及治法。

【析辨】手太阴经病，右寸当浮缓，知邪未入足太阴之脏，当解手太阴之表邪。盖手太阴者，阳中之阴脏也，仲景出桂枝汤，以示不得大发其汗，非指太阳表虚而必用桂枝汤，医者不识，大都以为太阳证未罢，或以为足太阴兼太阳表证，误人者多矣。故手太阴之为病，脉浮，或喘咳，或胸满，或有腹满时痛，当刺手太阳鱼际、列缺，以降肺止咳，解表清宣为宜。

二、手太阴中风

【原文】太阴中风，四肢烦痛，脉阳微阴涩而长者，为欲愈。（274）

【增文】手太阴中风，知病在皮毛。肺脾两虚，当四肢烦痛，刺手太阴孔最、太渊、足太阴、大都。

【提要】指出手太阴中风的主证与愈候。

【析辨】手太阴中风，除四肢烦痛外，还有肩背痛寒等症，它与太阳表证有别，不伴发热及周身疼痛。因平素太阴虚，虽感受风邪，却因肺气不足，无力抗邪于外，故不发热，肺脾两虚，脾主四肢，邪从手太阴来，脾阳与风邪相搏，故四肢烦痛，当刺手太阴孔最、太渊、大都。宜手足太阴补泻相兼，以扶正祛邪为主。若以足太阴论治，则为误矣。

太阴外受风邪，应当脉浮，脉浮取微弱，是标志风邪变弱，脉沉取涩滞不利，足阴阳俱虚，气血不足之脉象。邪入太阴，脾气不得散精，肺气不能流经，营阴不利，故阳微阴涩也。脉由微涩转长，标志胃气来复，正复邪去，从而断为欲愈。

柯韵伯曰："风为阳邪，四肢为诸阳之本，脾主四肢，阳气衰少，则两阳相搏，故烦痛。脉涩而长，不是并见，涩本病脉，涩而转长，故病始愈耳。风脉本浮，今而微，知风邪当去；涩则少气少血，今而长，则气治，故愈。四肢烦痛，是中风未愈前证，微涩而长，是中风将愈之脉，宜作两截看。"

第三节　足太阴本证

一、足太阴证

【原文】自利不渴者，属太阴，以其脏有寒故也。当温之，宜服四逆辈。（277）

【提要】足太阴病的主证、病机和治则。

【增文】太阴病自利为脾阳虚而清气不升。

【析辨】量其轻重，当补足阳明，足太阳。已详见于273条，本条更补充出"不渴"，作为足太阴脏寒的辨证依据。三阴病中均有下利，而少阴厥阴有口渴，唯太阴无口渴，以其寒在中焦，总与下焦龙雷之火涉，因"自利"二字，乃未经误下、误汗、误吐而成者，故知其脏本有寒，因脾与胃相为表里，同属后天之本，同居中州，故脏本有寒，腑亦阳气不足，当量其轻重，补足阳明胃经之足三里、解溪，足太阴脾之大都、阴陵泉，行表里同治之法，或灸足三里、中脘、脾俞、神阙，示以圆活变化之机，无一定可拟之法也。

《医宗金鉴》曰："凡自利而渴者，里有热，属阳也，若自利不渴，则为有寒，属阴也。今自利不渴，知为太阴本脏有寒也，故当温之。

177

四逆辈者，指四逆，理中，附子汤等而言也。"

二、误下邪陷太阴证（桂枝加芍药汤证）

【原文】本太阳病，医反下之，因而阴腹满时痛者，属太阴也，桂枝加芍药汤主之。大实痛者，桂枝加大黄汤主之。（279）

【增文】足太阳误下，成足太阴里虚痛证，当刺脾俞、胃俞、足三里、天枢。若大实痛，当刺太白、阴陵泉、行间。

【提要】指出太阳病误下，邪陷足太阴的证治。

【析辨】太阳病不当下而误下，邪陷入里，一为腹满时痛的足太阴里虚痛，宜温阳和络，当刺脾俞、胃俞、足三里、太白。若大实痛，为足太阴"脾家实"，其腹满时痛而不实，病则腐秽气凝不利，与手阳明腑实燥结大不相同，故不可用苦寒攻下剂，因足太阴脾实，故当刺太白、阴陵泉，泻其脾实，佐以行间以泻其壅滞，不使其克脾土。

赵嗣真曰："太阴腹满证有三：有次节传经之邪，有直入中寒之邪，有下后内陷之邪，不可不辨。"

【原文】太阴为病，脉弱，其人续自便利，设当行大黄、芍药，宜减之，以其人胃气弱，易动故也。（280）

【增文】脉弱者，其中不实，不可轻下，当刺足太阴、足阳明。

【提要】指出体弱中虚者，克伐药不可太大。

【析辨】本条接上条，太阴为病，应腹满而痛，或大实痛。但应因人、用脉而异。若其人脉弱，脾气虚弱，则其中不实。脾弱胃气亦弱，故难堪峻攻，因此，足阳明胃弱与足太阴脾阳不足，若见弱脉，不可用下法，恐伤太阴脾气，又恐伤阳明胃气。须脉证合参，治病必因人而异。针刺宜取足太阴太白、足阳明三里。

三、太阴病转愈之候

【原文】伤寒，脉浮而缓，手足自温者，系在太阴，太阴当身发黄，若小便自利者，不能发黄，至七八日，虽暴烦下利，日十余行，必自

止，以脾家实，腐秽当去故也。（278）

【增文】足太阴寒湿发黄，为阴黄，当温中散寒去湿，刺足三里、至阳，灸中脘、大都。若脾家实，当暴发烦热，后下利腐秽则愈，此为暝眩。若不瘥，泻手阳明。以实则泻其子之意，刺二间、商丘。

【提要】指出足太阴转愈机理。

【析辨】伤寒，脉浮而缓，手足热者，为在太阳，今手足自温，无太阳发热、头痛等症，所以不是太阳病，而是属于太阴病。足太阴属湿土之脏，与热结合，则为阳黄，当泻之，若寒湿著于中焦，则为阴黄，当温中散寒去湿，取穴足三里、至阳，灸中脘、大都。可参《阳明篇》259 条。

病经七八日，突然发生烦扰不安之证，乃正邪相搏，邪复正气亦盛之兆，接着下利腐秽之物，腹中顿感轻松，此为暝眩现象，是正复邪去，腐秽尽则利自止，而病亦愈。此种暴烦下利，是阳回吉兆，即暝眩的又一现象，非正气脱而邪气扰，是脾家之正气实，故不受邪而与之争斗的一种现象，故腐秽去尽，利必自止。若仍不瘥，当刺手阳明二间、足太阴商丘，以实泻其子，土实泻金之法治之。因此，如何区别暝眩自愈与病情加重。须望闻问切综合全面辨证，才可诊断清楚。在烦利的同时，见到手足温和，周身轻松，精神慧爽，苔腻渐化，脉见和缓，才可断为正复邪去，邪尽利自止，不需治疗。假使手足厥冷，精神困顿，苔白腻不化，脉沉细或细数无力，或烦躁加重，腐秽下利不尽，腹痛，脉濡数或大，舌苔厚腻或黄腻，均为病情恶化，利不会自止，故宜另当辨证清楚，分清阴阳盛衰而随证治之。

四、太阴转手阳明腑的辨证

【原文】伤寒脉浮而缓，手足自温者，是为系在太阳。太阴者，身当发黄，若小便自利者，不能发黄。至七八日，大便硬者，为阳明病也。（187）

【增文】由阴出阳者，太阴转属手阳明大肠腑也，成阳明腑实内结之证，当泻手阳明。

【提要】指出太阴转属手阳明的临床特征。

【析辨】本条内容与上条大部分相同，只是末尾略异，然却为点睛之笔。太阴阳明为表里，同属中土，一属阳土主燥，一属阴土主湿，同为里证，一为里实热，一为里虚寒，燥热寒湿可相互转化，太阴有阴出阳，可形成阳明病，胃燥津亏，亦可影响大肠腑，出现大便硬的局面，亦可称之为母病及子，实当泻其子，故取戊己土之子庚金大肠，以泻其实邪。

喻嘉言曰："此太阴转属阳明腑证也。脉浮而缓，本为表证，然无发热恶寒外候，而手足自温者，是邪已去表入里，其脉之浮缓，又是邪在太阴，以脾脉主缓故也。邪入太阴，势必蒸湿为黄，若小便自利，则湿行而发黄可免；但脾湿既行，胃盖干燥，胃燥则大便必硬，因复转为阳明内实，而成可下之证也。"

◎ 小　结

太阴病为手阴肺经与足太阴脾经之为病，手太阴者为阳中之阴，足太阴为阴中之至阴。故《内经》云："伤于风者，上先受之，伤于湿者，下先受之。肺脾受病上下有别也。"

手太阴经与手阳明经相为表里，足太阴经与足阳明经相为表里。足太阴经又贯胃属脾络嗌，故精上归于肺。

因此，太阴经与胃、大肠关系甚为密切。由于太阴病寒湿湿停聚者多，外兼表证者少，故而太阴病主证以足太阴脾经为主，由于脾胃同属中洲，所以脾胃之病常可互见。

太阴受邪，伤于手太阴着，治当轻清解表；伤于足太阴着，当温中健脾为主。

太阴病的病因：肺脾阳虚，外感风寒，内伤生冷，湿中于下，或脾虚不运而寒湿内生，或因阳经病误治转属。

手太阴本证为脉浮而缓，或有身不适、微咳、四肢烦痛等，治宜轻清解表，不可单纯发汗，恐伤阳气。足太阴本证为腹满时痛、吐利、食不下、口不渴、脉弱等，治宜温中健脾燥湿，禁用苦寒攻下。

足太阴变证为脾阳损伤，脾络不和，腐秽凝滞，可发生腹满时痛或大实痛等太阴阴实或太阴里虚痛，应泻脾家实，以祛其壅滞或温阳和络。但当注意患者体质，如果脉弱，表明脾气素虚，则其中不实，脾弱胃气亦不足，故难堪峻攻，不可用下法。

若足太阴病脾气将复，发生暴烦下利，为瞑眩向愈之兆，腐秽尽则利必止，若利仍不上，当分清阴阳寒热虚实而随证治之。足太阴病寒湿郁滞，可发生黄疸，是为阴黄，当温中散寒去湿，不可当阳黄去清下。足太阴由阴出阳，大便转硬结，为足太阴转属手阳明大肠腑，成阳明腑实内结之证，当泻手阳明。

第五章　少阴病

第一节　辨少阴病脉证并治

一、概说

少阴包括手少阴心和足少阴肾，心为君主之官，主血脉，又主神明，心系有五，上系过肺，下三系连脾、肝、肾，故心通五藏之气，而为之主也；肾主藏精，为先天之本，内寓真阴真阳。心火下蜇于肾，肾水上奉于心，成水火既济，心肾相交，以维持人体正常的生命活动。

足少阴上连肺，肺为肾水之上源。《素问·水热穴论》曰："少阴者，冬脉也，故其本在肾，其末在肺"。二者对体内水液代谢具有重要作用。且足少阴又与膀胱相表里，膀胱气化，可温补肾阳。心与小肠相为表里，因此，利小肠亦可降心火。

少阴病为伤寒十二经病变发展过程的严重阶段，病至少阴，机体抗病能力已衰，多表现为全身虚寒证及少阴热化证。

少阴寒化，为心肾阳虚，以肾阳虚为主，因而有脉微细，但欲寐及无寒热、身蜷、呕吐、下利清谷、四肢厥逆、小便清白、舌淡无华、苔薄白等。若阴寒太盛，虚阳被格于外，则可出现面赤，反不恶寒等阴极似阳的真寒假热证象。

少阴热化，为心肾阴虚，以心火亢于上为主，因而有心烦不得眠，舌尖红，脉细数等。有时亦可出现心肾两亏或阳亡阴竭证。此外，还有少阴寒化兼表与热化兼里实的证候。

少阴病的治则，足少阴寒化宜温经回阳；手少阴热化宜育阴清热；足少阴寒化兼表，可温经解表，若里虚甚而不见下利清谷，又当先温其里；少阴热化兼里实，足阳明燥热结实，灼伤心肾之阴，又当急下存阴。

少阴病的发生，或由本经自感外邪，或由他经传变而来。足太阳和足少阴为表里关系，正气虚衰，太阳之邪最易陷入少阴，故有"实则太阳，虚则少阴"之说；足太阴和手少阴有子母关系，火能生土，太阴又和足少阴有制克关系，土能制水，若火不生土，脾阳不足，累及肾阳，不能制水，就会成为脾肾阳虚之虚证。足少阴寒化预后，取决于阳气的存亡，一般是阳存者生，阳亡者危，手少阴热化，取决于阴液的存亡，阴存者可治，阴亡者预后不良。

二、少阴病纲要

足少阴寒化证主要脉证

【原文】少阴之为病，脉微细，但欲寐也。(281)

【提要】指出足少阴寒化证的辨证提纲。

【析辨】少阴属心肾两脏。心主血，属火，肾藏精，主水，病则阳气衰微，心肾两虚为主，脉微，属阳气不足；脉细，属阴血亏虚。少阴寒化，心肾阳虚，总以肾阳虚为主，心阳虚为辅，由于足少阴阴寒内盛，手少阴神失所养，则但欲寐。《素问·生气通天论》曰："阳气者，精则养神。"但欲寐是精神萎靡不振，神志恍惚，少气无力而呈似睡非睡的状态，它与邪去神恬的嗜卧，高热神昏的嗜卧都明显不同，切勿误认。因此，凡是见到脉微细，但欲寐，就可断为少阴病的总证总脉，也就是少阴寒化证的辨证提纲，亦是心肾阳虚的总纲。

《医宗金鉴》曰："少阴肾经，阴盛之脏也。少阴受邪则阳气微，故脉微细也，卫气行阳则寤，行阴则寐，少阴受邪则盛而行阴者多，故但欲寐也，此少阴病之提纲。后凡称少阴病者，皆指此脉证而言也。"

恽铁樵曰："阴虚火旺者，恒苦竟夜不得寐，阴盛阳衰者，无昼夜但欲寐。阴虚火旺之不寐，并非精神有余不欲寐，乃五内燥扰不宁，虽废甚而若于不能寐。阴盛阳衰之但欲寐，亦非如多血肥人，头才着枕即鼾声雷动之谓，乃外感之寒甚，本身阳气微，神志若明若昧，呼之则精神略振，须臾又惝恍不清，此之谓但欲寐，病入少阴，无有不如此者。"

【原文】少阴病，欲吐不吐，心烦，但欲寐，五六日自利而渴者，属少阴也。虚故引火自救。若小便色白者，少阴病形悉具。小便白者，以下焦虚有寒，不能制水，故令色白也。（282）

【增文】足少阴之为病，下焦虚寒是也。当灸太溪、复溜、关元、石门；若欲吐不吐，心烦，灸足三里、内关；自利而渴，灸太溪、小肠俞、曲池。

【提要】指出自利而渴属足少阴里虚寒证。

【析辨】少阴病欲吐不吐，心烦，是下焦阳气衰微，阳虚格阳于上；寒邪上逆，影响胃气故欲吐；胃中无物吐出，故不吐；虚阳与实邪相争，故心烦。当灸太溪、复溜、关元、石门、足三里、内关，以补下焦虚寒，和胃气，上述穴位可酌情交替使用。

若五六日自利而渴，是肾阳愈虚，不能温养脾土，于是发生脾肾阳虚之自利，这种自利与单纯脾虚气陷不同，而是下焦肾阳虚衰不能蒸化津液，津液不能上承，则必伴有口渴，所以说"自利而渴者，属少阴也，但若自利不口渴，则寒在中焦，属足太阴脾经"。然此又易与热盛伤津口渴相混，因此，本条重点提出"小便色白"作为足少阴阳虚寒盛的辨证依据。因寒在下焦，大肠变化精微功能亦受制，故加曲池、太溪、小肠俞，引寒湿之气前行，补大小肠之阳气，不令湿土克肾水也。

程扶生曰："此明欲吐不吐，心烦欲寐，自利而渴为少阴证，有当以小便之色辨其寒热也。少阴之脉，循肺出络心，注胸中，肾邪上逆，故温温欲吐而复无物可吐，不似太阴之腹满而痛吐也，至五六日邪传少阴之时，自利而渴，正是少阴病形，肾主二阴，下焦虚故不能禁便，津液水故引水自救。若自利而不渴，则属太阴也。然当以小便之色辨其寒热。盖欲吐心烦，自利而渴，有似传经热邪，若小便黄赤，即是热证，今小便色白，是下焦虚寒，不能克制寒水之气，故令溺白，当用温法，而不当寒下也"。

【原文】病人脉阴阳俱紧，反汗出者，亡阳也，此属少阴，法当咽痛而复吐利。（283）

【增文】足少阴亡阳，当刺复溜以补肾阳，灸神阙、关元，以回阳固本。

【提要】指出足少阴亡阳的脉证及治法。

【析辨】若病人脉阴阳具紧兼头痛、发热、无汗，是太阳伤寒证，发热、汗出不止者，是太阳亡阳证。本条脉象沉紧不兼头痛、发热而反汗出，是为足少阴里寒偏盛。里寒证不应有汗，反而汗出，乃虚阳外亡之象，既然为少阴亡阳，那么，当兼有咽痛、吐利等证，因为少阴之寒气上逼，虚阳循经上越，郁于咽嗌，则咽痛；阴盛于内，下逼则下利，阳不守上，则上吐。因此，当刺足少阴复溜穴以补肾阳，灸任脉神阙、关元以回阳固本救逆。若汗出加太渊以补气，吐加足三里、中脘，下利加曲池、太溪，总以回阳救逆，温里固本为急务。

周禹载曰："脉至阴阳俱紧，阴寒极矣。寒邪入里，岂能有汗，乃反汗出者，则是真阳素亏，无阳以固其外，遂成腠理疏泄，不发热而汗自出也。此属少阴，正用四逆汤急温之时，庶几真阳骤回，里证不作。否则阴邪上逆，则为咽痛，为吐。阴寒下泄，而复为利，种种危候，不一而足也。"

第二节　足少阴本证

一、足少阴寒化证（四逆汤证）

【原文】少阴病，脉沉者，急温之，宜四逆汤。（323）

【增文】足少阴肾寒，急灸关元，复溜以温之。

【提要】指出足少阴脉沉，治宜急温。

【析辨】脉微细，但欲寐，是少阴病的主要脉证。脉沉者，当无发热、口干之症，此脉沉系沉而微细，呈无力状。若脉沉而实，又当别论。这标志阳气大虚，阴寒极盛，寒邪已入其脏，故治当急温之法，迟则有亡阳之变。此为足少阴肾寒，宜急灸关元、复溜，以温阳补肾，用方当四逆汤。

尤在泾曰："此不详何证，而但凭脉以论治，曰少阴病脉沉者，急温之，宜四逆汤。然苟无厥逆，恶寒，下利，不渴等证，未可急于温法"。汪会友曰："少阴病，本脉微细，但微寐，今者轻取之微脉不见，重取之细脉几亡，伏匿而至于沉，此寒邪深中于里，殆将入藏，温之不容以不急也。少迟则恶寒身蜷，吐利虚烦，不得卧寐，手足逆冷，脉不至等死证立至矣，四逆汤之用，其可缓乎？"

【原文】少阴病，饮食入口即吐，心中温温微吐，复不能吐，始得之，手足寒，脉弦迟者，此胸中实，不可下也，当吐之。若膈上有寒饮，干呕着，不可吐也，当温之，宜四逆汤。（324）

【增文】寒实之饮者，宜温散破结，刺肺俞、胃俞、中脘。今为足少阴寒虚之饮，当温下以通上，灸丰隆、关元、太溪、神阙。

【提要】指出足之阴寒虚之饮与胸中寒实之饮的辨证。

【析辨】若病初期，即见手足冷，食入即吐，脉象弦迟，则非少阴虚寒证，而是邪阻胸中的寒实之饮证。当因而越之，故不可下，治当因势利导，所以，当吐之。刺以肺俞、胃俞、中脘，温散破结为主。如果膈上虚寒而有饮，为少阴虚寒之饮，非寒实之饮也，故不可吐，盖阳气衰弱故也。因寒饮虽在膈上，出现干呕而不能吐出之症，则是阴寒上逆，胸中阳虚，无物可吐，其源由于脾肾阳亏，不能化气布津而津液停聚所致。急当温之，切不可误诊为胸中实邪而用吐法，此为足少阴寒虚之饮，当温下以通上，灸丰隆、关元、太溪、神阙，补元阳，化寒饮，当温而不当吐也。阳复则饮去，而诸病自去。故痰食阻滞为实，寒饮留膈为虚，一则宜吐，一则宜温。若误治，则会出现厥逆无脉等诸变证也。

程郊倩曰："寒在胸中，法不可下，而属实邪但用吐法，一吐而阳气得通，吐法便是温法。若膈上有寒饮干呕者，虚寒从下而上，阻留其饮于胸中，究非胸中之病也，直从四逆汤急温其下可矣。"

二、足少阴阴盛格阳证(通脉四逆阳证)

【原文】少阴病，下利清谷，里寒外热，手足厥逆，脉微欲绝，身反不恶寒，其人面色赤，或腹痛，或干呕，或咽痛，或利止脉不出者，通脉四逆汤主之。(317)

【增文】热因寒格，少阴阴盛格阳于外，当急灸关元、神阙、足三里、复溜、肾俞。

【提要】指出阴盛格阳的证治。

【析辨】足少阴病，下利清谷，手足厥逆，脉微欲绝，是里阴盛极，阳气大衰。阴寒内盛，虚阳被格于外，故身反不恶寒。格阳于外，故面色反赤，其外反热。此所谓"里寒外热"，故虽有咽痛、干呕、腹痛等症，仍是内真寒而外假热之象。脾胃阳虚，气血凝滞则腹痛；阴寒犯胃，胃气上逆则干呕；虚阳上浮，郁于咽嗌则咽痛；阳气大亏，阴液内竭，则利止而脉亦不出，证属阴盛格阳，少阴阴盛格阳于外也。当急灸关元、肾俞、神阙，次灸足三里、复溜，以扶阳抑阴为急务。灸法应以先上后下依次而灸，不可从下而上。此众穴可共招外热返之于内，此时生气已离，亡在俄顷，用药犹恐不及，何能疾呼外阳，故宜用灸法救急。而后可用通脉四逆汤破阴回阳，通达内外。共奏生元气而复脉之功。

成无己曰："下利清谷，手足厥逆，脉微欲绝，为里寒；身热不恶寒，面色赤，为外热，此阴盛于内，格阳于外，不相通也。与通脉四逆汤散阴通阳。"

三、阴盛戴阳证(白通及白通加猪胆汁汤证)

【原文】少阴病，下利，白通汤主之。(314)

【增文】足少阴下利，两阴相合，恐致格阳，当灸关元、神阙、大肠俞、足三里、曲池、复溜。急升其阴而缓降，则阳可复利可止。

【提要】指出阴盛戴阳下利证的证治。

【析辨】足少阴本脉微细，证见但欲寐，已属阳为阴困，本条更强调下利，恐阴寒更盛，脾肾阳将脱，虚阳被格于上，应有面赤之戴阳证(参考317条)。此乃足少阴下利，两阴相合，阴盛之极，恐致格阳，当灸关元、神阙、大肠俞、复溜，以补其阳而消其阴，佐足三里、曲池，温中土之阳以通上下，使阴得达于阳，而利可除。

周禹载曰："真阳既虚，阴邪复深，姜附之性虽能益阳，而不能使气必入阴中，不入阴中阳何由复，阴何由去？故唯葱白味辛，可面于阴，使阴得达于阳，而利可除矣。"

【原文】少阴病，下利，脉微者，与白通汤。利不止，厥逆无脉，干呕烦者，白通加猪胆汁汤主之。服汤，脉暴出者死，微续者生。(315)

【增文】足少阴下利，阴盛阳将脱，服热药格拒者，当加灸三阴交、涌泉，逆者从之之谓也。

【提要】指出阴盛戴阳，服热药发生格拒的证治及预后。

【释义】此条承上条，重论少阴阴盛戴阳证的证治。今见利不止，而出现干呕而烦，厥逆无脉等症，是热被阴邪格拒的缘故，并非药不对证，应佐以咸寒苦降之药引阳入阴，则可避免再次发生格拒。因此，除了灸关元、神阙、复溜等穴外，还应增灸三阴交、涌泉穴，从而达到破阴回阳的目的，亦是通阴之灸法。若经治后，脉突然暴出，此无根之阳无依附，骤进于外，阴液亦枯竭，此为危候。脉象若稍稍接续，是阴液未竭，阳气渐复之象，则预后较好。

程知曰："此言阴盛格阳，用猪胆汁通阴法也。以白通与之，宜乎阳可救。今乃利不止，反至厥逆无脉，则阴邪愈无忌点。干呕而烦，则阳药在膈而不入阴矣，此非药不胜病，乃无乡导之力也，加人尿、猪胆之阴寒，则可引姜附之温，入格拒之寒而调其逆，此《内经》从治之法也。"

四、阳虚水泛证（真武汤证）

【原文】少阴病，二三日不已，至四五日，腹痛，小便不利，四肢沉重疼痛，自下利者，此为有水气。其人或咳，或小便利，或下利，或呕者，真武汤主之。(316)

【增文】足少阴阴寒，兼有水气，当温运肾阳以制水，灸肾俞、关元、复溜、神阙、曲池；若咳，加肺俞；若四肢沉重，加隐白；若呕，加足三里；若下利，加大肠俞；若小便不利，加阴陵泉、膀胱俞。

【提要】指出足少阴阳虚水泛的证治。

【析辨】足少阴病两三日不已，至四五日，邪气加重，肾阳日衰，肾中无阳，则脾之枢机虽运，而肾之关门不开，则水无主制，泛溢妄行，水气停蓄于内，冲逆于胃则呕，水寒下趋大肠则下利更甚，或上逆，犯肺为咳，或下焦阳虚，膀胱气化不利，则小便不利，或寒湿浸淫肢体，则四肢沉重、疼痛。总之，这些症状的产生，都因足少阴肾阳虚衰兼水气为患，当温运肾阳以制水，温中健脾以渗水。故当灸肾俞、关元、神阙、复溜，或加太溪、气海、三阴交、曲池；若咳，加肺俞，降逆止咳；若四肢沉重、疼痛，加隐白补脾温经；若呕，加足三里，平胃；若下利，加大肠俞、曲池，补大肠之虚；若小便不利，加阴陵泉、膀胱俞，以通阳利腹，用方则以真武汤主之。

《医宗金鉴》曰："论中心下有水气，发热有汗、烦渴引饮、小便不利者，属太阳中风，五苓散证也。发热无汗、干呕不渴、小便不利者，属太阳伤寒，小青龙汤证也。今少阴病，二三日不已，至四五日，腹痛下利，阴寒深矣，设小便利，是纯寒而无水，乃附子汤证也。今小便不利，或咳或呕，此为阴寒兼有水气之证。故水寒之气，外攻于表，则四肢沉重疼痛；内盛于里，则腹痛自利也；水气停于上焦胸肺，则喘咳而不能卧；停于中焦胃腑，则呕而或下利；停于下焦膀胱，则小便不利，而或少腹满。种种诸证，总不外乎阴寒之……故唯主以真武汤，温寒以制水也。"

五、阳虚寒湿证（附子汤证）

【原文】少阴病，身体痛，手足寒，骨节痛，脉沉者，附子汤主之。（305）

【增文】足少阴阳虚阴盛，里阴有余，阳气虚衰，当温里散寒，固生气之源，宜灸关元、神阙、复溜、太渊、膈关。

【提要】指出足少阴阳虚，寒湿身痛的证治。

【析辨】足少阴为寒水之脏，故伤寒之重者，多入少阴。从手足寒、脉沉无热的脉证上看，本证的病因为里阴有余，阳气虚弱，由于肾中真阳不足，生阳之气陷而不举，所以其脉沉，阳气虚衰，水寒不化，寒湿留于经脉骨节之间，故手足寒、身痛、骨节痛。急灸关元、神阙、复溜，以温络补元阳，虚则补其母，取太渊以补生气之源，再取足太阳膈关，盖以太阳为少阴之表，故外灸膈关以温其表，适其阳以散外邪。

钱天来曰："此以脉沉而手足寒，则知寒邪过盛，阳气不流。营阴郁滞，故身体骨节皆痛耳。且四肢为诸阳之本，阳虚不能充实于四肢，所以手足寒，此皆脉沉之见证也，故谓之少阴病，而以附子汤主之，以温补其虚寒也。"

【注】膈关：足太阳膀胱脉。主治：背痛恶寒、背强俯仰难、食饮不下等。《铜人》针五分，灸三壮。

【原文】少阴病，得之一二日，口中和。其背恶寒者，当灸之，附子汤主之。（304）

【增文】足少阴阳气弱则背恶寒，当灸膈关、关元，此古法也。

【提要】指出阳虚寒湿背寒的证治。

【析辨】足少阴病，口中和，乃是阳虚寒湿之要点。不燥不渴，为里无热。背为督脉循行部位，总督诸阳。阳虚而寒湿凝滞，故背恶寒，本条可与 305 条相互补充。在服附子汤的同时，可用灸法。灸法与汤药并用，是少阴病的一大特点，仲景举一反三，令医者明察。灸膈关、关元，此为古法也，或可加手足三阳之会大椎。任脉穴气海，补真气之不足，温经以散寒。

若风寒在表的足太阳受寒，则一身尽寒；阳明病热盛汗多，津气损伤亦会背恶寒，然无口中和，而是口燥渴，当别之。（可参考169条）

尤在泾曰："口中和者，不燥不渴，为里无热也。背恶寒者，背为阳，而阴乘之，不能通于外也。阳不通，故当灸之，以通阳痹；阳不足，故主附子汤以补阳虚。非如麻黄、附子、细辛之属，徒以温散为事矣。此阳虚受寒，而虚甚于寒之治法也。"

六、正邪相搏证（吴茱萸汤证）

【原文】少阴病，吐利，手足逆冷，烦躁欲死者，吴茱萸汤主之。（309）

【增文】震坤和德，木土不害。乙癸同源，肝肾同补，宜急灸复溜、曲泉、关元、神阙足三里。

【提要】提出阴盛阳虚，正邪剧争的证治。

【释义】本条以足少阴冠首，酷似四逆汤证，而不用四逆汤。关键是"烦躁欲死"一症，说明阴邪虽盛极，阳气暴露扰乱不宁，非阳气尚能与阴邪抗争，是诸阳被阴拒而置身无地，故见烦躁欲死之象。当急灸曲泉、复溜、关元、神阙、足三里，以补肝肾之虚。培东方之震气，降其阴寒之浊气，挟木力以益火势，则土得温而水寒却。本法于少阴重固元阳，从厥阴重固生气，震坤和德，土木不害，益阳温中固本降逆，用方当用吴茱萸汤。

《医宗金鉴》曰："少阴病，主厥阴药者，以少阴厥阴多合病，证同情异而治别也。少阴有吐利，厥阴亦有吐利；少阴有厥逆，厥阴亦有厥逆；少阴有烦躁，厥阴亦有烦躁，此合病而证同者也。少阴之厥有微甚。厥阴之厥有寒热；少阴之烦躁则多躁，厥阴之烦躁多烦。盖少阴之病多阴盛格阳，故主以四逆之姜附，逐阴以回阳也。厥阴之病多阴盛郁阳，故主以吴茱萸之辛烈，迅散以通阳也，此情异而治别

191

者也。"

【注】曲泉：足厥阴肝脉所入为合土，肝虚补之。主治：少气、泄利、发狂、四肢不举、泄水下利脓血等。《铜人》针六分，留十呼，灸三壮。

七、虚寒脓血便证（桃花汤证）

【原文】少阴病，下利，便脓血者，桃花汤主之。(306)

【增文】肺、脾、肾阳虚不固，当补肾固阳健脾，宜刺、太渊、复溜、长强，灸关元、大都、曲池。

【提要】指出少阴虚寒脓血便，滑脱不禁的证治。

【析辨】本条下利脓血便，乃脾、肺、肾阳气虚衰，肺气不足，脉络不固，下焦虚寒而统摄无权致大肠滑脱。其证特点：虽脓血杂下，但无里急后重，亦无热结傍流及臭秽之气，而腹痛绵绵，喜温喜按，口中和，脉沉细无力，舌淡无华，少气懒言，当补肾固肠健脾为主。此证乃虚以见寒，非大寒，故宜刺太渊补肺气，取复溜以补肾气，灸关元以补元气，大都以补中气，曲池以补大肠阳气，配长强以止脓血下利而固脱。

汪仞庵曰："窃谓便脓血者，固多属热，然岂无下焦虚寒，肠胃不固而便脓血乎？若以此为传经热邪，仲景当用寒剂以彻其热，而反用石脂固涩之药，使热闭于内而不得泄，岂非关门养盗，自贻伊戚也耶？观仲景之治协热利，如甘草泻心，生姜泻心，白头翁汤，皆用芩连、黄柏，而治下焦虚寒下利，用赤石脂禹余粮汤，比类而观，斯可见矣。此证乃因虚见寒，非大寒者，故不必用热药，推用甘辛温之剂以镇固之耳。本草言石脂性温，能益气调中固下，未闻寒能损胃也。"

【注】长强：足少阴、少阳之会，督脉络，别走任脉。主治：肠风下血、洞泄、呕血、惊恐失精等。《铜人》针三分，转针以大痛为度。灸不及针，日灸三十壮，《甲乙》针二分，留七呼，《明堂》灸五壮。

【原文】少阴病，二三日至四五日，腹痛，小便不利，下利不止，

便脓血者，桃花汤主之。（307）

【提要】补叙虚寒脓血便的证治。

【析辨】本条是对上条的补充说明。少阴腹痛、小便不利、下利脓血者，有两种情况，一为阳邪攻里，出现口燥，咽干等热在下焦之证，当可清下腐热。本条是其热已随利减，而下焦滑脱，或寒邪内入，脾、肾、肺、大肠阳气虚衰，统摄无权，故滑脱不禁，乃致下利不止，久便脓血，伤津则小便不利，故不可渗淡利湿，治同上条之法。

成无己曰："《金匮要略》云，阳证内热，则溢出鲜血，阴证内寒，则下紫黑如豚肝也。"

【原文】少阴病，下利，便脓血者，可刺。（308）

【增文】热利者刺之，寒利者灸之。热利刺太溪、长强、二间、交信。

【提要】足少阴下利脓血便，属热可刺。

【析辨】少阴下利，若阳邪攻里，口燥咽干，热利不止，当泄其下焦实热，可用刺法，当刺太溪、长强、二间、交信。若少阴属寒下利，则可用温补之法。本条可与前条互参。

【注】交信：足少阴脉穴，阴跷脉之郄。主治：泻痢赤白、气热癃、小腹偏痛、大小便难等。《铜人》针四分，留十呼，灸三壮。

八、足少阴里寒外热证

【原文】少阴病，吐，利，手足不逆冷，反发热者，不死。脉不至者，灸少阴七壮。（292）

【增文】足少阴里寒外热，脉不至者，当灸太溪、关元、复溜、足三里。

【提要】足少阴里寒外热，吐利发热，可用灸法。

【析辨】足少阴虚寒吐利，一般应有手足逆冷，今不逆冷而仅发热，表明阳虚程度不甚重，阳能胜阴，非阳气脱，然须防假热。脉不至，因吐利暴作，阳气乍虚，脉一时不能接续，当防阳脱，可用灸法温通阳气，阳气通则至。

仲景仅曰："灸少阴七壮。"未出具体穴名，常器之主张灸太溪，柯韵伯立传兼灸复溜，章虚谷主张灸太溪、涌泉，均可做参考。本文加灸关元、足三里。

九、足少阴阳微阴竭吐利证

【原文】少阴病，下利，脉微涩，呕而汗出，必数更衣，反少者，当温其上，灸之。(325)

【增文】足少阴阳微阴竭者，当灸百会、幽门，此古法也。

【提要】指出足少阴阳微阴竭吐利的特征及治法。

【释义】足少阴呕而下利，脉微涩，微为阳虚，涩为阴竭。阳虚阴邪上逆则呕；卫外不固则汗出；阳气下陷故大便次数多而量反少。本证呕而下利，有阴盛气逆，又有阳虚气陷，且有阳微阴竭之清证。用温阳则过于辛燥，用降逆碍于下利，用升阳又碍于呕逆，故汤剂唯以两全。然终以阳虚气陷为主，故宜灸法以温其上，当灸百会、幽门，以升阳止利为治法，以补汤剂之不足。

【按】此条仲景不言当灸何穴。《脉经》云：灸厥阴俞。常器之曰：灸太冲。上二穴均为实证而设，恐不对证。亦有人云灸太溪。太溪虽为少阴经穴，但不治呕而汗出，里急下利。因此，郭雍、喻嘉言等人言灸百会、幽门、交信。百会升举其阳调其阴，合乎仲景"宜温其上"的治疗原则。足少阴幽门、交信，主治干呕，下利脓血，因此，病在少阴，当灸百会、幽门或加交信，上法皆古法也。

【注】幽门：足少阴，冲脉之会。主治：泄利脓血、呕吐涎沫、满不嗜食、善吐食不下、喜唾等。《铜人》针五分，灸五壮。

第三节　足少阴热化证

一、足少阴热移膀胱证

【原文】少阴病，八九日，一身手足尽热者，以热在膀胱，必便血

也。(293)

【增文】足少阴热移膀胱，当刺阴谷、太溪、涌泉、束骨、小肠俞。

【提要】指出足少阴病热移膀胱的病势推断。

【析辨】足少阴难于得热，今病至八九日，见到一身手足尽热，这是脏邪还腑，阴证转阳，因肾与膀胱相表里也。足少阴热移足太阳膀胱腑，膀胱外应皮毛，主一身之大表，故一身手足尽热。如果热伤血络，迫血妄行，可能会发生出血的变证，因下焦营分受伤，少阴之热逼膀胱腑，其趋必出阴窍，故而手太阳亦受其累，当刺太溪、束骨、小肠俞、涌泉、阴谷，同泻少阴、太阳之热邪于内外。

二、足少阴虚热，水气不利证 (猪苓汤证)

【原文】少阴病，下利六七日，咳而呕渴，心烦不得眠者，猪苓汤主之。(319)

【增文】足少阴虚热，饮热相搏，上攻于肺则咳，刺尺泽；中攻于胃则呕，刺厉兑、上廉；下攻于大肠则利，刺二间、大肠俞；上扰于心则不眠，刺神门、涌泉。

【提要】指出足少阴饮热相搏的证治。

【析辨】足少阴下利，有寒热之分。本条下利，伴有咳而呕渴，心烦不眠，为阴虚有热兼水气之证，且饮热相搏，上攻于肺则咳；中攻于胃则呕；下攻于大肠则下利黏秽；上扰于心则心烦不得眠。与足阳明饮热并盛略有不同，药同而针法各异。刺尺泽降肺止咳泻上焦热，取厉兑、上廉，清胃降逆；佐二间、大肠俞清泄平阳明实热利；用神门、涌泉，清心火，祛少阴虚热，以化热饮。

本条与226条证虽不同，病机可相互参照。又本证的下利咳、呕与316条阳虚水泛证相似，然本条是热饮相搏，316条是阳虚寒盛，一阴一阳，不难鉴别。

三、足少阴阴虚咽痛下利证 (猪肤汤证)

【原文】少阴病，下利，咽痛，胸满，心烦，猪肤汤主之。(310)

【增文】足少阴阴虚，水火不交泰，当清热润燥补虚为宜，针太溪、神门、复溜、经渠。

【提要】指出足少阴阴虚咽痛下利的证治。

【析辨】足少阴热邪上逆，所过之处均有所及。足少阴之脉，循喉，其支者，从肺出络注心中。今胸满、咽痛、咽干、下利、心烦并见，乃足少阴阴虚所致。

咽痛为阴虚火炎，多伴有咽干，与风热实证之咽红肿痛不同；下利为阴虚液泄，既不同于阴盛阳虚的寒证，也不同于热邪下迫的热证。因阴虚火盛、气滞胸满、热扰则心肾不交泰，故烦。应清热润燥补虚为主，当刺太溪、神门、复溜、经渠。以安神滋肾润肺补虚为宜，燥润则咽痛解，热清则烦满消，补虚则利自止。水升火降、水火交泰，上热自除而下利自止矣。

第四节　手少阴热化证

一、心肾不交证

【原文】少阴病，得之二三日以上，心中烦，不得卧，黄连阿胶汤主之。（303）

【增文】肾水亏，当补复溜、太溪，心火亢，当泻神门、通里。

【提要】指出少阴阴虚阳亢的证治。

【析辨】本条为手少阴热化证。其源于真阴已虚，肾水素亏，心火反亢，龙雷之火复炽，心肾不得交泰，故心中烦而不得卧。本条以心火炽盛为主，然其本质为肾阴素虚，标急当先治标，当以泻心除热护阴为急务。然宣清阳热的同时，亦要顾及阴液久亏，故外泄壮火的同时而兼护真阴，于泻心当中滋阴降火。泻心除热当刺神门、通里，补肾滋阴当取复溜、太溪。

本条与单纯心火炽盛，或单纯的肾阴不足不同，所以治必兼顾，滋阴与降火同用，方用黄连阿胶汤。本条与栀子豉汤证虽然都有心烦不得卧(眠)，但病机却有所不同，栀子豉汤为热扰胸膈，病在气分，阴液未伤，故苔多薄腻微黄。本证为心火炽盛，肾阴内亏，故不仅苔黄而燥，而舌心红绛、舌尖红赤，脉象细数无力。所以一则治宜清宣郁热，一则治宜滋阴降火。

柯韵伯曰："病在少阴而心中烦不得卧者，既不得用参甘以助阳，亦不得用大黄以伤胃也。故用芩连以直折心火，用阿胶以补肾阴，鸡子黄佐芩连，于泻心中补心血，芍药佐阿胶，于补阴中敛阳气，斯则心肾交合，水升火降，是以扶阴泻心之方，而变为滋阴和阳之剂也，是则少阴之火，各归其部，心中之烦不得眠可除矣。"

【注】通里：手少阴心脉之络，别走太阳小肠经，主治数日懊忱、目眩头痛、数欠频呻悲、面热无汗、心悸等。《铜人》针三分，灸三壮。

二、少阴客热咽痛的证治(桔梗汤证与甘草汤证)

【原文】少阴病，二三日，咽痛者，可与甘草汤。不瘥，与桔梗汤。(311)

【增文】手少阴客热微邪，刺神门、少商。

【提要】指出手少阴客热咽痛的证治。

【析辨】手足少阴经脉皆循喉咙，若足少阴肾阳虚火上炎者，为肾水不足，上刑肺金，证以阴虚诸证为主。手少阴风热微邪致咽痛者，乃客热中于手少阴经脉，咽部虽有轻微红肿疼痛，然肾阴未至虚，热亦不太甚，当清热利咽、降肺为主，刺神门、少商。

【注】少商：肺脉所出为井木。主治：喉痛、颔肿、心下满、咳逆等。宜以三棱针刺之，微出血，泄诸脏热，不宜灸。《素注》留一呼。

三、手少阴疾火郁结证(苦酒汤证)

【原文】少阴病，咽中伤，生疮，不能语言。声不出者，苦酒汤主之。(312)

【增文】火盛克金，金破不鸣，当开上焦，疾热之结邪，刺少商、尺泽、神门，兼以三棱针刺手大指背头节上甲根下，排刺三针。

【提要】指出少阴痰火郁结于咽，咽伤破溃的证治。

【析辨】手少阴咽伤不愈，剧则渐生溃疡，故语言不利，声不得出。这是痰郁结于上，火盛而克金，致金破不鸣，咽伤不能言语，当清少阴之热邪，破太阴之痰结，刺少商、神门、尺泽。或兼以三棱针刺手大指背头节上甲根下排刺三针，以泻脏热，此古法也。

方有执曰："咽伤而生疮，则比痛为差重，可知也。不能言语者，少阴之脉，复入肺络心，心通窍于舌，心热则舌不掉也。声不出者，肺主声而属金，金清则鸣，热则昏而塞也。"

第五节　少阴急下证

一、水竭土燥证（大承气汤证）

【原文】少阴病，得之二三日，口燥，咽干者，急下之，宜大承气汤。（320）

【增文】水竭土燥，当泻土以救火，手阳明腑实者泻手阳明，足阳明胃热者则清胃热。

【提要】指出水竭土燥，真阴将绝，治当急下。

【析辨】阳明急下证，已详见于"阳明病篇"。本条少阴急下证，虽没有提及阳明，而且叙述简略，然已告知少阴之邪已转入阳明。如胃腑实热消灼肾水，故见咽干、口燥，还当有蒸蒸发热、发汗谵语、大渴引饮等一系列足阳明胃腑的症状。此时仅见胃实，未见手阳明燥结肠实，当清泻足阳明胃热，不可峻下。如若见咽干、口燥之外，还有濈然汗出而谵语潮热，腹实胀满而痛，不大便，舌苔黄燥或腻等手阳明燥实之腑证，才是少阴病下证的关键所在，当是手阳明土燥水竭，只有急下手阳明之实，才能救少阴之阴液。故当用峻下大承气汤泻其燥实，方能挽救将竭之真阴，用针当泻手阳明经为宜。

钱天来曰："然但口燥咽干，未必即是急下之证，亦必有胃实之证，实热之脉，其见证虽属少阴，而有邪气复归阳明……为胃家实热之证据，方可急下而用大承气汤也。"

二、少阴热结旁流证

【原文】少阴病，自利清水，色纯青，心下必痛，口干燥者，可（《玉函经》"可"作"急"）下之，宜大承气汤。(321)

【增文】热结旁流，当刺二间、神门、涌泉、厉兑、太溪、行间。

【提要】指出少阴热结旁流，治当急下。

【析辨】本条属手少阴实热，所以心下必痛，口燥咽干。真阴耗伤，故燥实内结，迫液旁流，而下利纯属青黑。手少阴热盛，子病犯母，肝木又反来侮肾，灼伤真阴，肾愈燥则肠中之物愈坚，以致下利热结旁流。当急以去实邪以救垂危之阴。用方可大承气汤。针刺宜取二间、厉兑，逐阳明之实热，泻心肝肾之旁热，以为存阴，故再刺神门、行间、太溪、涌泉。

张元素曰："夫土实则水清，谓水谷不相混，故自利清水而口干燥，此胃土实热致然也。下利色青，青色肝也，乃肝邪传肾，缘肾之经脉，从肺出络心，注胸中，由是而心下痛，故急下以去实热，逐肾邪。"

三、少阴土实水竭证

【原文】少阴病，六七日，腹胀，不大便者，急下之，宜大承气汤。(322)

【增文】土实水竭，当泻手阳明。

【提要】指出土实水竭，手阳明大肠燥结，治当急下。

【释义】此条承320条之义，同是阳明燥实灼伤肾阴。本条明确说明少阴邪热已转归手阳明大肠腑，故见腹胀、不大便等手阳明燥实之证，故急进攻下，泻土以全水。用针当泻手阳明。

第六节　少阴兼表证

一、少阴两感证(麻黄附子细辛汤与麻黄附子甘草汤证)

【原文】少阴病，始得之，反发热，脉沉者，麻黄附子细辛汤主之。(301)

少阴病，得之二三日，麻黄附子甘草汤微发汗，以二三日无证，故微发汗也。(302)

【增文】太少两感，当表里同治，宜温经解表为主，刺肺俞、束骨，灸太溪。

【提要】指出足少阴病兼表的证治。

【析辨】301条为少阴兼表证，302条为少阴兼表之轻证。足少阴病，脉沉，是少阴里虚寒，仅发热，是兼有足太阳表证。因足少阴与足太阳相为表里，表里同病，所以又称"两感证"。

301条与92条同属太少两感。彼条以太阳病为主，故云"脉反沉"。301条以少阴病为主，且里虚尚不太甚，故云"反发热"，当表里同治；92条虽以太阳为主，而里虚已甚，所以先救其里。

因此，本条当于温阳中促进解表，于解表里又不伤阳气，发中有补，补中有发，则内不伤阴，邪从表散，则无过汗亡阳之虑。当刺肺俞、束骨，灸太溪；若有下利清谷等里证，则当先温其里，而不可表里同治。

张路玉曰："少阴无发汗之法，汗之必至亡阳。唯此一证，其外有太阳发热无汗，其内不吐利、躁烦、呕、渴，乃可温经散寒，取其微似之汗也。"

汪苓友曰："上条反发热脉沉，此亦反发热脉沉，但上言始得之为急，此言得之二三日为缓。病势稍缓，治法亦缓。"

程知曰："三阴表法与三阳不同，三阳必以温经之药为表，而少阴尤为紧关，故用散邪温经之剂，俾外邪之深入者可出，而内阳亦不因之外越也。"

二、阴中还阳证（四逆散证）

【原文】少阴病，四逆，其人或咳，或悸，或小便不利，或腹中痛，或泄利下重者，四逆散主之。(318)

【增文】伤寒邪在少阳，传入少阴，为阴中涵阳之证。惟宜疏畅其阳，解传经之邪，则气机宣通，四逆可痊，刺关冲、阳辅、侠溪；咳者，加鱼际；悸者，加内关；小便不利者，加三阴交；腹中痛者，加足三里；泄利下重者，加大肠俞、天枢。

【提要】指出少阴阴中涵阳，阳郁致厥的证治。

【析辨】本条四逆属于热厥轻证，是伤寒邪在少阳，气机不畅，内郁不能外达，传入少阴，成为阴中涵阳之证。实际上是由于少阳升降失常，气滞阳郁于中焦则出现肝胃气滞；影响于下焦则为泄利，腹中痛，影响于上焦则咳；影响于心则悸；影响于膀胱则小便不利。

一般人认为，本条属肝胃气滞，而忽略了三焦失宣通而致厥的本质，因此唯宜疏畅其阳，解传经之邪，气机宣通，则四逆可痊，而非治少阴阴寒也。当刺关冲、侠溪、阳辅，以轻缓解散，通少阳为主。

若肺寒气逆而咳，加鱼际；心气虚而悸，加内关；水道不行，小便不利，加三阴交；里寒腹中痛，加足三里；泄利下重者，加大肠俞、天枢。

由于本条叙证稍简，对四逆病机的理解不一，故录数条以参考之。

张璐曰："邪传至少阴，陷下于里，而不能交通于阳分，乃至四逆下利。"又曰"此证虽属少阴，而实脾胃不和。"

沈宗明曰："此少阴邪气挟木乘胃也。"

张令韶曰："凡少阴病四逆，俱属阳气虚寒，然亦有阳气内郁不得外达而四逆者。"

汪琥曰："四逆散，乃阳邪传变而入阴经，是解传经之邪，非治阴寒也。"

《医宗金鉴》曰："凡少阴四逆，虽属阴盛不能外温，然亦阳为阴郁，不得宣达而令四肢逆冷者，故有或咳，或悸，或小便不利，或腹中痛，或泄利下重诸证也。今但四逆而无诸寒热证，是既无可温之寒，又无可下之热，惟宜疏通其阳，故用四逆散主之。"

李中梓曰："此本肝胆之利，而少阴用之者，为水木同源也。"

三、少阴客寒挟痰证（半夏散及汤证）

【原文】少阴病，咽中痛，半夏散及汤主之。（313）

【增文】足少阴感寒致咽痛，当刺风府、太溪、少商。

【提要】指出足少阴客寒咽痛的证治。

【释义】足少阴咽痛，大抵阴火上攻为多，亦有痰先结于咽，本条为客寒挟痰咽痛。咽虽痛必不红肿，苔必白而滑润，且伴有恶寒，痰多等痰湿阻络之证。当知此咽痛属风寒客于少阴，应散寒通阳，涤痰开结为主。当刺风府、太溪、少商。

程扶生曰："此言客寒咽痛治法也。少阴病，其人但咽痛，而无燥渴心烦、咽疮不眠诸热证，则为寒邪所客，痰涎拥塞而痛可知。故以半夏之辛温涤痰，桂枝之辛热散寒，甘草之甘平缓痛。"

四、少阴中风欲愈候

【原文】少阴中风，脉阳微阴浮者，为欲愈。（290）

【增文】当刺风府、太溪、肾俞。

【提要】指出足少阴中风欲愈之脉象。

【析辨】足少阴与足太阳相为表里，若是脉象见到阳浮而阴弱，乃少阴中风之邪气方盛，今见阳脉微，阴脉反浮，阳脉微则表现为外邪减退，阴浮则表现为少阴之里气渐和，正气将胜，邪气将散之兆，故言"为欲愈"，当刺风府、太溪、肾俞，以散外邪而通肾气。

第七节 少阴重证

一、阳回可治证

【原文】少阴病，脉紧，至七八日，自下利，脉暴微，手足反温，脉紧反去者，为欲解也。虽烦，下利必自愈。（287）

【增文】足少阴病，下利而烦，乃阴退阳回，瞑眩是也，必自愈。

【提要】指出足少阴病，阳回瞑眩自愈的辨证。

【析辨】足少阴病，脉紧，是寒实证。因循至七八日，突然发生心烦下利的证候，而诊断的结果却是欲解之候，令人费解。若突然心烦下利，症状加剧，手足厥冷，是病加剧。本条心烦下利后，"手足反温""脉紧反去"，这是说利后病人症状缓解，脉象由紧突然变得微缓，这不是阳气虚脱，而是正邪相争，阴阳胜复之机出现的一种未曾预见的特殊现象，我们称之为瞑眩。瞑眩的出现，正是正胜邪退，阳回阴退之际时所出现的证候，所以说"虽烦下利，必自愈"。

【原文】少阴病，下利，若利自止，恶寒而踡卧，手足温者，可治。（288）

【增文】阴退阳回之际，可温经散寒，当灸其下。

【提要】指出足少阴虚寒，手足温者可治。

【析辨】足少阴病下利，恶寒蜷卧，为阴寒盛证候。今下利能自止，手足能自温，虽然有恶寒蜷卧，为阳复阴退之兆，故可温经散寒，当灸其下，取穴关元、神阙、太溪、足三里。

沈明宗曰："手足温者，乃真阳未离，急用白通、四逆之类，温经散寒，则邪退而真阳复矣，故曰可治。若手足不温而利虽止，胃肾之阳已绝，则不治矣。"

【原文】少阴病，恶寒而蜷，时自烦，欲去衣被者，可治。（289）

【提要】指出足少阴病，时自烦者可治。

【析辨】足少阴病，若时自烦欲去衣被者，是阳回阴退之征，心烦是阳气来复与寒邪相争之故，表明阳气虽虚，尚可能与邪争，所以曰"可治"，治同上法。如手足不温而是厥冷，或病人烦躁不宁，谵语郑声，并且欲去衣被，就可能属于危象，还应结合其他脉象以断可治与否。

程扶生曰："言下利恶寒，以烦热为可治也。恶寒而蜷，阴邪甚也。时自烦欲去衣被，阳犹内争也，此与亡阳躁乱之证不同，故为可治，谓可用温治也。"

二、阳不回危证

【原文】少阴病，恶寒，身蜷而利，手足逆冷者，不治。（295）

【增文】当急灸关元、气海，次灸复溜、太溪，后灸厉兑、隐白、足三里，或可不至于死。

【提要】指出纯阴无阳的危候。

【析辨】本条承前288条，前条是阳复，故可治，本条利不止，手足逆冷不回，是真阳已败，纯阴无阳的危候，虽断为"不治"，但不应理解为必死。当急灸关元、气海以补元气，次灸复溜、太溪以固先天之本，再灸厉兑、隐白、足三里以救后天。灸之次序当从上往下，不可从下往上，以防阳气难回。或可以两支艾卷同时灸上，再同时灸下以增热力。用方投以四逆、白通一类回阳救逆方剂，或可不至于死。

【原文】少阴病，吐、利、躁烦、四逆者，死。（296）

【增文】少阴阴阳离脱，独阴不化，危在顷刻。当急灸神阙、气海、关元，次灸曲泉、复溜、大都、太溪、解溪、少冲。

【提要】指出阳不胜阴的危候。

【释义】足少阴阴盛阳虚，手少阴阳气亦衰微。躁烦是手足衰微之阳气与阴邪一搏的表现，今正不胜邪，吐利不止，手足未转温，而四逆更甚，用吴茱萸汤温中暖土亦不胜任。此为少阴阴阳离脱，独阴不化，危在顷刻，当急灸神阙、气海、关元，次灸曲泉、复溜、大都、太溪、解溪、少冲。此乃先后天俱补之法，通用五藏之补穴，或可救之一二。

喻嘉言曰："上吐下利，因至烦躁，则阴阳扰乱，竭厥可虞，更加四肢逆冷，已是中州之土先败，上下交征，中气立断，故主死也。"

【原文】少阴病，下利止而头眩，时时自冒者，死。（297）

【增文】阴竭阳脱，当治其下。灸关元、气海、复溜、涌泉，以收孤阳。

【提要】指出阴竭于下，阳脱于上的危候。

【析辨】下利止，则病当愈。利止阳复，手足温，故可治。本条未言手足温，而时时目黑而眩，当有四逆。人之阴阳应相为依附。今阴亡于下，则诸阳脱于上，虽利止，为阴竭于下，故为死候。当急灸关元、气海、复溜、涌泉，收孤阳而止脱。再急煎山萸肉四两，徐徐灌之。若阳回则生，阳脱则危。

尤在泾曰："下利止，非利自愈也，阴脏尽也。眩，目黑而转也。冒，昏冒也。阴气既尽，孤阳无附而浮乱于上，故头眩而时时自冒也。而阴气难以卒复，孤阳且易上散，虽有良药，亦无及矣。是以少阴病，阳复利止则生，阴尽利止则死。"

【原文】少阴病，四逆，恶寒而身蜷，脉不至，不烦而躁者，死。（298）

【增文】当灸太溪、太渊、关元、气海。

【提要】指出阳绝神亡的危候。

【析辨】此条承前297条、296条、295条，总结少阴四逆之死证，更强调脉不至较脉微欲绝更重，表明真阳虚极，已无力鼓动血脉，生气已绝之像显现。如果有烦无躁，是尚有可回之阳，现更见不烦而躁，则不仅无阳复之望，而且阳绝神亡，危险至极，故曰死。

本条与292条皆有"脉不至"，但292条是由于吐利交作，正气暴虚，气血一时不能接续所致，且手足温和，所以可以用灸法。本条脉不至，为血脉已无力运行，并且四肢逆冷，不烦而躁，是有阴无阳，用灸法亦恐难奏效。然不可不治，当灸关元、气海、太渊、太溪，或加灸足三里、复溜、百会、曲泉、交信诸穴，再服汤药以救之。

程应旄曰："诸阴邪具见，而脉又不至，阳先绝矣。不烦而躁，孤阴无附，将自尽也。"《内经》曰："阴气者，静则神藏，躁则消亡。盖躁则阴藏之神外亡也，亡则死矣。使早知复脉以通阳，宁有此乎？"

【原文】少阴病，六七日息高者，死。(299)

【增文】急灸厥阴俞、心俞，数十壮；次灸神阙、气海；再灸少冲、复溜、内关。

【提要】指出肾气绝于下的危候。

【释义】少阴上连肺，主二脏，肺主出气，肾主纳气。少阴病六七日，出现呼吸气促，息高气逆，是肾气绝于下，肺气脱于上，与太阳病二三日表证作喘大不相同。本条息高者为阳气欲脱，真气散走于胸中，不能复归于气海，虽故主死，然亦当救之。急灸厥阴俞、心俞，护心肺之真气；次灸神阙、气海温人身之阳气；再灸少冲、复溜、内关，补肾以通阳。

柯韵伯曰："气息者，乃肾间动气，脏腑之本，经脉之根，呼吸之蒂，三焦生气之源也。息高者，但出心与肺，不能入肝与肾，生气已绝于内也。"

程郊倩曰："夫肺主气，而肾为生气之源，盖呼吸之门也，关系人之生死者甚钜。息高者，生气绝于下，而不复纳，故游息仅呼上而无所吸也。"

魏荔彤曰："七日之久，息高气逆者，与时时自冒，同一上脱也。一眩冒而阳升不返，一息高而气根已铲，同一理而分见其证者也，故仲景俱以死期之。"

【原文】少阴病，脉微细沉，但欲卧，汗出不烦，自欲吐，至五六

日，自利，复烦躁，不得卧寐者，死。（300）

【提要】 指出阴阳绝离的危候。

【析辨】 脉微细，但欲卧，为足少阴虚寒证的主要脉证。当无汗，今反汗出不烦，乃少阴亡阳，阳从外脱无力与阴邪相抗争。自欲吐，为阳虚而阴邪上逆，此时已至垂危，阳气将绝。当急用回阳救逆的四逆汤之辈，或灸如296条，尚有生机。因迁延五六日之久，加之自利，复烦躁不得卧，是少阴肾中真阳已竭，外越欲绝，阴阳绝离之兆，恐已来不及抢救，故属死候。

程郊倩曰："今时论治者，不至于恶寒蜷卧、四肢逆冷等症叠见，则不敢温，不知证已到此，温之何及哉？况诸证有至死不一见者，则盖于本论之要旨，一一申详之。少阴病，脉必沉而微细，论中首揭此，盖已示人以可温之脉矣；少阴病，但欲寐，论中又已示人以可温之证矣。汗出在阳经不可温，在少阴宜急温，论中盖已示人以亡阳之故矣。况复有不烦自欲吐以互之，则真武、四逆，诚不啻三年之艾矣。不此绸缪，延至五六日，在经之邪，遂尔入脏，前欲吐，今且利矣；前不烦，今烦且躁矣；前欲卧，今不得卧矣，阳虚已脱，阴盛转加，其人死矣。"

三、伤津动血证

【原文】 少阴病，咳而下利，谵语者，被火气劫故也，小便必难，以强责少阴汗也。（284）

【增文】 劫汗夺血，当救其阴，刺复溜、涌泉、神门、上廉。

【提要】 指出足少阴病火劫伤津的变证及治疗。

【析辨】 足少阴属肾，主水。少阴病，不能主水，属于阴盛阳虚兼水气证，治宜真武汤；属于阴虚有热兼水气证，治宜猪苓汤。无论寒热，都禁发汗，今被火气劫汗，火热伤津而转属胃，上扰心神，故发谵语。津液内竭，膀胱液耗，故小便难。这些都是强发少阴之汗故。当救其阴，刺复溜、涌泉，滋肾阴以利小便，配神门、上廉，安心神以降胃火。

尤在泾曰："少阴之邪，上逆而咳，下注而利矣，而又复谵语，此非少阴本病，乃被火劫夺津液所致。少阴不当发汗，而强以火劫之，不特竭其肾阴，亦并耗胃液，胃干则谵语，肾燥则小便难也。"

【原文】少阴病，但厥无汗，而强发之，必动其血，未知从何道出，或从口鼻，或从目出者，是名下厥上竭，为难治。（294）

【增文】此少阴动血之变。下厥者，足少阴阳气厥于下；上竭者，手少阴阴血竭于上，当刺复溜、太白、神门、脾俞、肝俞、隐白。

【提要】指出少阴病动血的变证。

【析辨】少阴病，有寒厥与热厥之分，但均不可强发汗。若为热厥，强发少阴热邪之汗，则益助少阴之虚热，炎炎沸腾，必动其本经之血，或从口鼻出，或从目出，或从下窍出，是各下厥上竭。虽难治，是上下皆热，施治不难。当刺复溜、太白、隐白、神门、脾俞、肝俞，以滋阴补血，降火救水为主。

若阴邪无汗而厥，为肾阳衰微，当温肾回阳，禁用发汗，即使有表证，也只能温经为主，解表为辅。今但厥无汗，无表证而强发其汗，则不但阳气更伤，而且易动营血而导致出血，所有七窍都可能出血，此时在下肾阳愈衰，在上阴血又竭，形成了上热下寒，下厥上竭的又一种局面。下厥非温不可，上竭不可用温法，治下碍上，顾此失彼，故曰难治。

程郊倩曰："难治者，下厥非温不可，而上竭则不能用温，故为逆中之逆耳。"

唐容川曰："解但厥无汗为里热，非也，使果是里热而又动血，是上下皆热，施治不难措手……下厥当用热药，上竭又当用凉药，相反相妨，故为难治。"

魏荔彤曰："厥而有汗，乃内寒迫阳外亡之象，故为寒化。阴邪无汗而厥，则热邪伏于里而不外越，邪热内耗也，斯可议为热化阳邪无疑矣。"

第八节　少阴病治禁

【原文】少阴病，脉细沉数，病为在里，不可发汗。(285)

【提要】指出少阴里证，禁用汗法。

【析辨】少阴为里证，不可用治表证的汗法。无论是少阴热化证，还是少阴寒化证，都均禁用汗法。少阴热化证，只能育阴清热，误汗就可能伤阴动血，导致下厥上竭变证。少阴寒化证，只能驱寒回阳，误汗则导致亡阳之变。

薛慎庵曰："人知数为热，不知沉细中见数为寒甚，真阴寒证，脉常一息七八至者，尽概此一数字中，但按之无力而散尔。"

沈尧封曰："脉细属阴虚，沉为在里，数则为热，此阴虚而热邪入里也。"

【原文】少阴病，脉微，不可发汗，亡阳故也；阳已虚，尺脉弱涩者，复不可下之。(286)

【提要】少阴病阴阳两虚，禁用汗下。

【析辨】本条补充上条，再论少阴脉微，是阳气虚，亦不可发汗，汗则亡阳。尺脉弱涩，则是阴血亦虚，不但不可发汗，也不可攻下，下则导致阴竭。本论阳虚禁汗，阴血虚禁下，然亦应综合脉证，随证而治之，不可泥于条文而误病机。

方有执曰："微者，阳气不充，故曰无阳，无阳则化不行，故汗不可发也。尺以候阴，弱涩者，阴血不足也，故谓复不可下，其当亟行温补"。

◎ 小　结

少阴属心肾两脏，心主血，属火；肾藏精，主水。心通五脏之气，与小肠相为表里。肾与肺相连，又与膀胱相表里。少阴病，分寒化证和热化证两大类别。寒化证是心肾阳虚，但总以肾阳虚为主。其提纲是脉微细，但欲寐。由于阴盛阳虚，除提纲脉证外，还伴有恶寒、蜷卧、四肢厥逆、下利清谷、小便清白等以足少阴为主的证候，也就是足少阴寒化证。因此，治疗原则是扶阳破阴。如足少阴肾寒，宜峻补肾阳；足少阴寒饮，宜温散破结化饮为主；阴盛格阳，当补其阳消其阴，通达内外之阳气；阴盛载阳者，当急胜其阴而复阳；阳虚水泛，当温运肾阳并以制水；阳虚寒湿，当温里散寒；正邪相搏，宜温中固本降逆；虚寒脓血便者，当补肾固肠健脾为宜；阳微阴竭吐利者，当温其上也。

少阴热化证亦分足少阴热化证和手少阴热化证。足少阴热化证有足少阴热移膀胱证，当同泻太阳少阴之热邪；有足少阴虚热致水气不利之证，当清化热饮为主；还有足少阴阴虚咽痛下利证，当清热润燥补虚为宜。

手少阴热化证有心肾不交，心火亢盛，肾阴内亏的证候，当滋肾阴泻心火为主；亦有手少阴客热咽痛，当清热利咽为主；还有手少阴痰涎郁结，致金破不鸣之证，当清少阴之热邪，破太阴之痰结。

少阴病主证属里虚寒证，但少阴热化证也不容忽视，且少阴热化若水竭土燥，当泻土以救水；若热结旁流，当逐阳明之实热以存阴。如少阴病兼表证，当救里以解表；阴中涵阳证，当疏畅其阳，解传经之邪为主；少阴客寒挟痰，当散寒通阳为宜。

少阴病的病情较他经危重，至少阴重证阶段，预后的诊断尤为重要。寒化证的重证，阳回者可治，阳不回者，则预后不良。热化证的危证，有伤津动血之变证，当急救其阴，虽为难治，亦不可不治。阴液存者可治，亡阴者危。后世温病学说对此有详尽的说明，可作参考。

第六章　厥阴病
——辨厥阴病脉证并治

一、概说

厥阴为手厥阴与足厥阴经，手厥阴内系心包，为心主之脉。诸邪之在心者，皆在心之包络。足厥阴主藏血内寄相火，性喜条达，功擅疏泄。与脾胃的受纳运化有着密切关系。因此，足厥阴病多表现为肝木乘脾犯胃之证。

厥阴病不同于太阴病的虚寒证，也不同于少阴病的心肾阳虚或阴虚阳亢证，而是上热下寒的寒热错杂证。总以手厥阴病证少而以足厥阴病证多，故厥阴主证，大多以足厥阴为主而手厥阴为辅。

厥阴为三阴之尽，厥阴病大多由他经传变而来，既可由太阴、少阴传入，又可由三阳经内陷。其中尤以足少阳经与足厥阴经关系最为密切，肝胆相为表里，同属木，足少阳病邪内陷，易传入足厥阴。足厥阴阳复，邪亦可转出少阳。

厥阴病由于阴阳错杂，寒热混淆，可出现邪从阳化或邪从阴化之证。

若其人平素内热，邪从阳化，则会出现气上冲心，心中热痛、消渴、咽痛肿、蛔厥、口烂喉痹、便血等手厥阴与足厥阴相兼的热证；若其人平素偏于内寒，邪从阴化，则会出现手足厥冷疼痛，下利厥逆，脉微欲绝，脏厥除中等足厥阴阴证。

热证治宜清肝解毒，泻心包积热；寒证治宜温肝养血，或兼降逆。

然厥阴证的主证是寒热错杂，上热下寒，当土木两调，清上温下为主。

厥阴篇中，阴阳消长，厥热胜复之微旨，贯穿于整篇中，故环绕厥阴病常见的证例，列举了多种厥、利、呕、吐、哕证候。虽不是厥阴本病，然以阴阳从化之角度来看，仍具有积极的临床指导意义。

二、厥阴病纲要

【原文】厥阴之为病，消渴，气上撞心，心中疼热，饥而不欲食，食则吐蛔。下之，利不止。(326)

【增文】厥阴之为病，阴阳错杂，寒热混淆，邪至其经，从阴化寒，从阳则化热。消渴者，胸膈心包有热，当刺间使、内关。心中热疼，气上撞心，为厥阴邪气上逆，阳热在上，当刺公孙、内关、行间。饥不欲食，食则吐蛔，当刺足三里、中脘、章门、大都。

【提要】指出厥阴病上热下寒证的提纲。

【析辨】厥阴为阴尽阳生，故往往出现上热下寒之证。病入厥阴，木火上炎，疏泄失常，因而出现上热下寒的证候。

一方木火燔炽，胸膈心包有热，津液被耗，肝胃阴伤，所以消渴；心包积热，肝经火气循经上扰，肝气横逆，故气上撞心，心中疼热，嘈杂似饥。当刺内关、间使、公孙、行间，以泻肝经实邪，心包积热。

一方肝木乘脾土，脾虚不运化，所以不欲食，如胃肠中素有蛔虫，脾虚肠寒则蛔不安而上泛，进食时可随食气而吐出，当刺足三里、中脘、章门、大都，以理中安蛔。扶土抑木为主。若误用下法，必致中气更伤，下寒更甚。从而发生下利不止的变证，则又当用灸法以温其下，因厥阴无下法也。因此为厥阴病首条，且上热下寒的证候比较典型，所以把它作为厥阴病寒热错杂证的提纲。

舒驰远曰："此条阴阳错杂之证也。消渴者，膈有热也。厥阴邪气上逆，故上撞心；疼热者，热甚也，心中疼热，阳热在上也。饥而不欲食者，阴寒在胃也。强与之食，亦不能纳，食必与饥蛔俱出，故食则吐蛔也。此证上热下寒，若因上热误下之，则上热未必即去，而下寒必更加甚，故利不止也。"

三、厥阴病外刺加减法

△ 厥阴邪气上逆：太冲、内关。

△ 肝不乘啤、吐蛔：足三里、章门、行间。

△ 少阳病内陷、入厥阴者：阳辅、中脘、公孙。

△ 气上热痛，咽痛：少商、合谷、内关。

△ 下利厥逆、手足厥冷：大都、内关、灸关元、足三里。

△ 寒热混杂，上热下寒：公孙、三阴交、足三里、内关。

△ 胸隔心包热：间使、内关、中脘。

△ 肝胃阴伤，心包热者：大陵、中脘、内关、足三里。

△ 气上冲心，心中热痛：吐逆，内关、足三里、历兑、神门。